肝切除与肝移植 应用解剖学
Applied Anatomy in Liver Resection and Liver Transplantation

肝切除 与 肝移植 应用解剖学

Applied Anatomy in Liver Resection and Liver Transplantation

第2版

肝切除 与 肝移植
应用解剖学

Applied Anatomy in Liver Resection
and Liver Transplantation

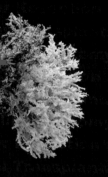

顾问　吴孟超　钟世镇

主编　刘允怡

编者　姚大卫　周伟平　赖俊雄　刘晓欣　何善升

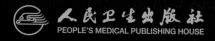

人民卫生出版社
PEOPLE'S MEDICAL PUBLISHING HOUSE

图书在版编目（CIP）数据

肝切除与肝移植应用解剖学 / 刘允怡主编 . —2 版 . —北京：人民卫生出版社，2016

ISBN 978-7-117-22223-5

Ⅰ. ①肝…　Ⅱ. ①刘…　Ⅲ. ①肝切除术 – 人体解剖学②肝移植 – 人体解剖学　Ⅳ. ①R657.3

中国版本图书馆 CIP 数据核字（2016）第 045426 号

| 人卫智网 | www.ipmph.com | 医学教育、学术、考试、健康，购书智慧智能综合服务平台 |
| 人卫官网 | www.pmph.com | 人卫官方资讯发布平台 |

肝切除与肝移植应用解剖学

第 2 版

主　　编：刘允怡
出版发行：人民卫生出版社（中继线 010-59780011）
地　　址：北京市朝阳区潘家园南里 19 号
邮　　编：100021
E - mail: pmph @ pmph.com
购书热线：010-59787592　010-59787584　010-65264830
印　　刷：北京盛通印刷股份有限公司
经　　销：新华书店
开　　本：787 × 1092　1/16　印张：13
字　　数：270 千字
版　　次：2010 年 7 月第 1 版　　2016 年 8 月第 2 版
　　　　　2019 年 4 月第 2 版第 2 次印刷（总第 3 次印刷）
标准书号：ISBN 978-7-117-22223-5/R · 22224
定　　价：128.00 元
打击盗版举报电话：**010-59787491**　**E-mail: WQ @ pmph.com**
（凡属印装质量问题请与本社市场营销中心联系退换）

谨以此书献给三位德高望重的导师,他们对我的职业生涯产生了巨大的影响。

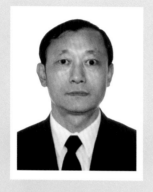

◎ **黄树航医生**
引导我将外科学作为自己的专业生涯

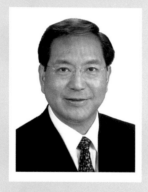

◎ **李国章教授**
将我引入充满挑战的学术外科领域和外科学的国际舞台

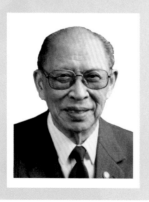

◎ **已故的裘法祖院士**
是值得我学习的楷模,他为我展示了一位伟大的外科医生的美德:
➢ 自律并毕生追求卓越和知识
➢ 为他人的进步而牺牲自我
➢ 甘愿投身并热衷于教育事业

刘允怡

参编人员名单

顾问　**吴孟超**
医学博士
中国科学院院士
东方肝胆外科医院
第二军医大学
中国,上海

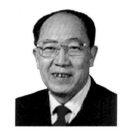

钟世镇
医学博士
中国工程院院士
南方医科大学临床解剖学研究所所长
中国,广州

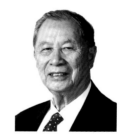

主编　**刘允怡**
医学博士,理学博士
英国皇家外科医学院院士(爱丁堡,英格兰,格拉斯哥)
澳洲皇家外科医学院荣誉院士,美国外科医学院院士
香港外科医学院荣誉院士
中国科学院院士
医学院卓敏外科研究教授
香港特别行政区香港中文大学

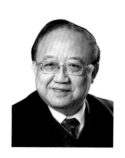

编者　姚大卫

哲学博士,理学博士,医学博士,特许生物学家,

英国生物学院院士,英国皇家公共卫生学院院士,

英国动物学院院士,美国解剖学院院士

医学院解剖学讲座教授

香港特别行政区香港中文大学

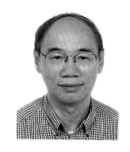

周伟平

医学博士,哲学博士

第三肝脏外科

东方肝胆外科医院

第二军医大学

中国,上海

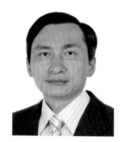

赖俊雄

香港中文大学内外全科医学士

英国爱丁堡皇家外科医学院院员

澳洲皇家外科医学院院士

香港外科医学院院士

香港医学专科学院院士(外科)

香港特别行政区东区尤德夫人那打素医院外科

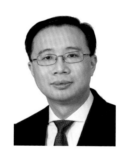

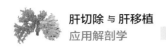

刘晓欣

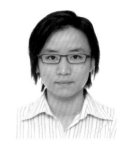

香港中文大学内外全科医学士

英国爱丁堡皇家外科医学院院员

英国爱丁堡皇家外科医学院院士

香港外科医学院院士

香港医学专科学院院士（外科）

香港特别行政区伊利沙伯医院外科

何善升

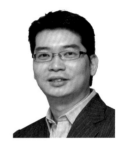

香港大学内外全科医学士

英国皇家内科医学院院士

香港麻醉科医学院院士

澳洲及新西兰麻醉科医学院院士

名誉临床导师

香港特别行政区香港中文大学

肝脏切除学习班教师团队

刘允怡

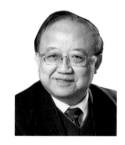

医学博士,理学博士

英国皇家外科医学院院士(爱丁堡,英格兰,格拉斯哥)

澳洲皇家外科医学院荣誉院士,美国外科医学院院士

香港外科医学院荣誉院士

中国科学院院士

医学院卓敏外科研究教授

香港特别行政区香港中文大学

赖俊雄

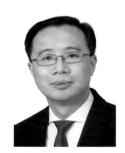

香港中文大学内外全科医学士

英国爱丁堡皇家外科医学院院员

澳洲皇家外科医学院院士

香港外科医学院院士

香港医学专科学院院士(外科)

香港特别行政区东区尤德夫人那打素医院外科

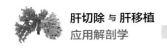

钟锦文

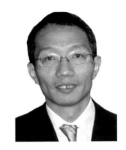

香港大学内外全科医学士

英国格拉斯哥皇家医学院外科院士

美国外科医学院院士

香港外科医学院院士

香港医学专科学院院士（外科）

香港特别行政区外科专科医生

朱　华

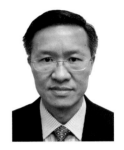

香港医务委员会执照

香港外科医学院院士

英国爱丁堡皇家外科医学院院士

香港医学专科学院院士（外科）

香港特别行政区外科专科医生

贾南雄

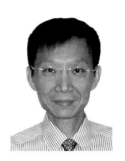

香港大学内外全科医学士

英国爱丁堡皇家外科医学院院士

香港外科医学院院士

香港医学专科学院院士（外科）

香港特别行政区伊利沙伯医院外科

何善升

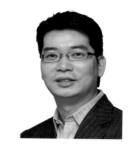

香港大学内外全科医学士

英国皇家内科医学院院士

香港麻醉科医学院院士

澳洲及新西兰麻醉科医学院院士

名誉临床导师

香港特别行政区香港中文大学

刘晓欣

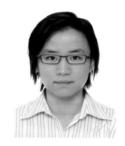

香港中文大学内外全科医学士

英国爱丁堡皇家外科医学院院员

英国爱丁堡皇家外科医学院院士

香港外科医学院院士

香港医学专科学院院士(外科)

香港特别行政区伊利沙伯医院外科

第 2 版 前言

自本书第 1 版出版发行后,6 年很快过去了。正如 Rajasekaran S 在 2012 年 3 月 SICOT 的电子时事通讯中"编辑的话"所言"我们现处于知识爆炸年代,新的观念,新的外科技术每天涌现"。肝脏外科也不能例外,新科技、新知识、新概念,新手术促成我要出版本书的第 2 版。

大约 20 多年前,许多来自世界各地的外科医师到香港向我学习肝脏外科技术。我把我给他们的讲义,手写笔记,图像和论文收集起来,成为这本书的第 1 版的基础材料。

这本书第 1 版出版后,得到国内肝脏外科界的高度认同。因此被选请到国内 12 个不同的省份、自治区及城市(上海、武汉、重庆、广州、广西、杭州、北京、四川、郑州、西安、天津及长春)举办了 12 次的学习班,亦即平均每年两次,而每次都是两天半。在学习班的第 1 天上午为学习肝脏应用于肝脏手术的解剖,下午分小组进行解剖福尔马林保存的尸肝。第 2 天上午学习肝脏切除不同手段,下午学习使用切肝仪器,黄昏时讨论选择病例,在第 3 天进行肝切除示范表演。每次学习班参加人数都超过 100 位,不同肝切除经验的外科医师,在这些学习中,我在他们身上学到的,比他们在我身上学到的更多。我把我所学到的,加进这第 2 版中。

这本书第 2 版,是从原来的第 1 版的 12 个章节加到现在的 20 个章节。我更利用这次机会,把第 1 版的错漏地方更正过来。

我在这书的第 2 版中尽量保存第 1 版的原有特色,就是多用图表,使阅读时较容易。我希望这书能够继续成为每位临床肝外科医师的必读书籍,更希望这书能成为资深肝外科医师的参考书籍。

刘允怡

2016 年 2 月

第2版　致谢

　　我深深的感谢本书的顾问和编辑在修改、校对，以及制做手术照片，标本图片方面作出的贡献。我十分感谢人民卫生出版社同意出版这书的第2版。我尤其感谢他们制作团队在此项目中尽忠职守和高度专业。

　　这还要感谢我的秘书李敏珩小姐在录入手稿及对这书编排方面的支持。

　　最后我要感谢我的妻子夏文绮医生、女儿刘晓欣医生和儿子刘浩维。他们对我的容忍、支持、鼓励和爱，才能使我把应给予他们的时间用于我个人在追求学术成就。

刘允怡

2016 年 2 月

第1版 序1

刘允怡教授是国际肝胆胰协会前任主席,国际著名的肝胆外科专家,长期致力于肝胆外科手术和肝癌治疗的研究,成果显著,尤其是香港回归祖国后,刘院士致力于推动和发展大陆肝胆外科事业,加强国内外肝胆外科界的学术交流,为提高大陆肝胆外科在国际上的学术地位和水平作出了巨大贡献。

刘院士还致力于大陆中青年外科医师的教育和培养,每年数十次应邀来大陆讲学和演讲,介绍国外的先进技术和新观念,极大地提高了中青年医师的临床和科研水平,深得广大外科学界同仁的称赞。

肝胆外科的发展离不开肝胆外科的解剖学。近年来肝胆外科手术死亡率的下降正是得益于对肝脏外科解剖和生理功能的不断认识和提高,目前关于肝脏外科解剖的命名和段叶划分还比较混乱,没有形成统一的认识,也影响了国内外同行的学术交流。刘允怡院士根据其30年的肝脏外科丰富的工作经验,对肝脏解剖学的深入研究,并融汇了国内外肝胆外科解剖的不同观念,写成了这本《肝切除与肝移植应用解剖学》。该书的特点:一是在详细介绍不同流派肝脏解剖命名分类的基础上,力求将令人费解的解剖学命名统一和规范化,有助于推进国际间学术交流中对肝脏解剖命名的一致性。二是结合大量插图,详细介绍了各种肝血流阻断技术和肝切除技术,便于肝脏外科医师学习和掌握,有很强的实用性和参考作用。从中也体现了刘院士丰富的肝脏外科解剖学基础和全面的肝脏外科手术技术。全书基础理论和临床应用密切结合,传统经

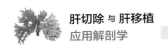
验和现代技术融会贯通,图文并茂,便于理解,是一本具有很高参考价值的专业书籍。它的出版必将使广大肝胆外科医师受益匪浅。

　　该书将同时用中英文两种文字出版,必将产生广泛的影响。我衷心祝贺本书的出版,并热忱地推荐给广大肝脏外科医师。我相信它将成为中青年肝脏外科医师的必备教科书,并对提高他们的肝脏外科水平起到巨大的推动作用。

吴孟超
2009年9月28日

基础研究和临床研究总是密不可分、相互促进的。应用解剖学和外科学的关系正是如此,外科医师在临床实践中不断发现和提出问题,需要解剖学者去研究和总结,解剖学上的研究深入和细化也有力促进了外科学的发展。

从第 1 例肝脏手术至今已逾百年,肝脏外科有了飞速的发展。从肝叶切除到肝脏移植,肝脏手术越来越精,也越来越细,这是一代又一代肝脏外科学者和解剖学者研究上相辅相成的结果。我国肝脏外科学和肝脏解剖学研究虽然起步较晚,但发展势头是迅猛的,取得的成就令人瞩目,如今肝脏手术已能在不少县级医院开展,先进的计算机和影像技术也已使肝脏解剖学的研究上了新的台阶。

欣闻香港中文大学刘允怡教授主编的《肝切除与肝移植应用解剖学》一书问世,在此表示祝贺。刘教授曾任国际肝胆胰协会主席,从事肝脏外科几十余年,在肝脏外科领域具有很深的造诣,成果丰硕;他一直关注祖国肝脏外科的发展,在大陆举办了多次肝脏外科学习班。他在肝脏手术和肝脏解剖上积累了丰富的经验和心得,本书对肝脏解剖学的阐述紧密贴近肝脏外科临床实践,既有纵向介绍,也有横向比较;在肝脏分叶、分段及肝叶切除的命名上,厘清了以往的的混乱状态,力图使命名更加规范和和统一。本书以中、英文两种文字出版,一方面能够使读者对肝脏外科及临床解剖的了解更全面深入,另一方面能够使读者的专业英语水平有所提高。书中语言简练,行文流畅,结构紧凑,

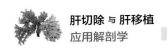
图文并茂,实用性强,凝结了刘允怡教授多年的心血和汗水,是一本非常有价值的参考书。也深信,该书对促进我国肝脏外科学的发展、提高肝脏外科领域研究水平定能起极大的推动作用。

钟世镇

中国工程院院士

2009 年 10 月

此书是根据我从事肝脏外科 30 年的经验，通过广泛查阅有关肝脏应用解剖学的文献，以及对肝脏标本和肝脏铸型模型的细致研究撰写而成。

我坚信外科学是基于坚实的解剖学基础，没有解剖学就没有外科学。彻底了解相关的解剖是做好手术的先决条件。作为一名外科医生，他需要很有自信的知道什么结构应该切除，而什么结构应该保留。当一位外科医生在手术中遇到意料之外的难题时，正是解剖学的知识引导他从惊涛骇浪中回到安全的陆地。手术学技术 / 入路的改变，以及新的手术 / 器械的设计，只能通过充分的解剖学知识科学而有逻辑的进行。

本书有 12 章，涵盖了在为患者进行肝脏手术之前需要了解的所有知识。这些知识从肝脏外部解剖到内部解剖，从单纯的解剖到其在肝脏手术中的应用，从肝脏血管的流入 / 流出到减少术中出血技术，从 Couinaud 肝段到肝段为本的肝切除术，以及从肝切除技术的不同入路到肝移植的不同类型。

本书的一大特征是大量使用插图，以使阅读变得更加容易。本书是那些想从事肝脏外科的医生所必备的，也是对那些对肝脏外科有一定经验的人士的一本十分重要的教科书。即便是最有经验的肝脏外科医生也会发觉这本书很有参考价值。

刘允怡

2010 年 2 月

第 1 版 致谢

致谢总是很难写,因为不可能对所有对本书有贡献的人士表达谢意。

我深深的感激本书的顾问吴孟超院士和钟世镇院士。我很荣幸地感谢我的编辑姚大卫教授,周伟平教授,赖俊雄医生,刘晓欣医生,以及何善升医生在修改、校对,以及手术照片和标本图片的制作方面所做的贡献。

我十分感激人民卫生出版社,他们相信有关肝切除和肝移植的应用解剖学方面的书籍是很有必要的。我尤其要特别感谢他们同意在国际市场上出版英文版,而在国内市场上出版中文版。我与他们的制作团队一起共事是很愉快的。感谢他们在此项目中的尽忠职守和高度专业。

我还要感谢我的秘书李敏珩小姐在录入手稿以及对此书编排方面的支持。

刘允怡

2010 年 2 月

学习肝脏切除方法有点像学习中国功夫

	中国功夫（李小龙曾经表述）	肝脏切除（刘允怡院士总结）
门派	不同门派，如少林、武当等	不同肝脏切除方法，如传统、前入路等
开始学习	未学打人（主动），先学被打（被动）	未学肝脏切除，先学控制出血方法，以免因出血变为被动
基本功	站桩、札马	解剖学、生理学
基本拳招法	拳、腿、挡	解剖、离断、结扎、止血
拳套	不同拳套，如虎鹤双形拳	不同肝脏切除方法
武器	刀、剑、棍、枪等	不同断肝实质、止血等仪器
实战	针对对方情况来选择回应	临床应用——在不同情况使用不同方法，目的达到最佳效果
最高境界	"无招胜有招"	

目　录

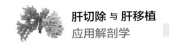

第一章
肝脏应用解剖学

1.1 表面解剖 (图 1.1)

从前面观,正常肝脏表面的标志有:

上缘:约平剑突胸骨关节水平,每一侧均呈弓形略向上突出。左侧到达第五肋间隙,距中线 7~8cm,右侧到达第五肋。

右侧缘:右侧缘沿第 7~11 肋腋中线弯曲向下。

下缘:沿连接右下肢和左上肢的线走行在右侧,肝下缘线约平右肋缘水平;而在中间,它在两肋缘之间经过右上腹壁的后面。

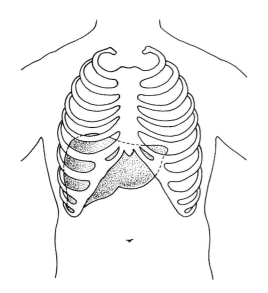

图 1.1　肝脏的表面解剖

临床应用

(1) 由于大部分肝脏都被右肋架所覆盖,所以肝脏的肿瘤除非很大,否则在临床上难以被发现。

(2) 通过手术到达肝脏,需要在双侧肋弓下缘做切口,并向中线上方延伸,还需将肋架向前方、外侧和上方牵开;或者行右侧胸腹联合切口,切断膈肌。

(3) 右下胸部的创伤可以导致肝外伤,反之亦然。

(4) 超声引导下的细针穿刺活检或介入治疗,对于恰好在膈肌下方的肝脏病变在技术上困难较大,因为穿刺针必须要经过右侧的胸膜腔。入路包括经肋间隙和肋弓下缘途径。

1.2 大体解剖

肝脏有三个面:膈面、脏面和后面。

膈面 (图 1.2)

除了在韧带附着于邻近的膈肌处,肝脏的膈面大部分被腹膜所覆盖,从而在肝脏周围形成了一个鞘。腹中线上肝脏向前突出的部分是镰状韧带的附着处,它将肝脏分成了解剖上的右叶和左叶。肝圆韧带是左侧

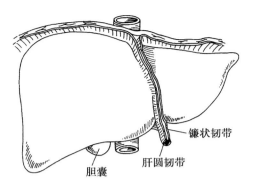

图 1.2 肝脏的膈面

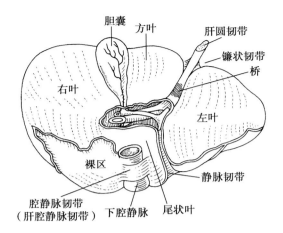

图 1.3 肝脏的脏面

脐静脉的遗迹,它起于脐,在镰状韧带的两叶之间穿过并抵达肝脏的脏面,在连接肝左叶和肝方叶的纤维组织或肝桥的后方消失,终止于左侧门静脉肝 3 段和 4 段分支交汇处(图 1.3)。胆囊底可在肝下缘窥见。

脏面(图 1.3)

锐利的肝下缘将肝脏的膈面和脏面连接在一起。此处主要的结构呈 H 形排列。H 中的横杠是由肝门组成的。H 的不完整的右边由后方的下腔静脉和前方的胆囊组成。H 的左边由前方的脐裂以及后方的静脉韧带组成。腔静脉走行在一条深沟中,其

上方有肝腔静脉韧带穿过。腔静脉的右侧是肝裸区,左侧是尾状叶。

后面(图 1.4)

下腔静脉(IVC)走行在肝脏后表面的中央。一条称为腔静脉韧带(肝腔静脉韧带)的纤维条带覆盖住下腔静脉后方的一部分。这条纤维条带向右附着于肝裸区,向左附着于肝尾状叶,有时会被由肝桥所替代。静脉韧带走行于尾状叶左侧的沟中。肝脏后面其余的部分由使肝脏附着于膈肌的韧带(左

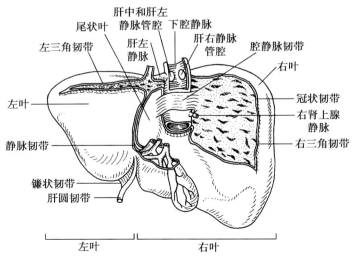

图 1.4 肝脏的后面

三角韧带、冠状韧带以及右三角韧带)构成。

临床应用

肝脏的外部大体解剖十分重要。它可作为更深入的研究肝脏内部解剖的重要解剖标志。

肝脏的内部解剖可通过现代的成像技术,如超声(USG)、计算机断层扫描(CT)或磁共振成像(MRI),在活体中进行观察。我们需要克服的障碍是如何通过观察二维(2D)图像而在我们脑中重建三维(3D)图像,目前可通过应用 3D CT 和 MRI 成像来克服这一困难。

1.3 肝脏的韧带

镰状韧带是一个镰形皱褶,包括两层紧靠的腹膜,它将肝脏和膈肌以及前腹壁的脐上部分连接在一起。肝圆韧带与小的附脐静脉走行在它的游离缘内。镰状韧带的两层在上端相互分离(图 1.5)。

在右侧,它形成了冠状韧带的上层,并向下延续而形成右三角韧带,而后形成冠

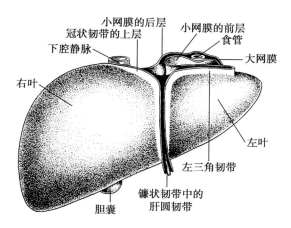

图 1.5 肝脏的膈面及其韧带

状韧带的下层。在这些韧带之间是肝裸区。在它的左侧末端,冠状韧带的下层穿过下腔静脉沟下端的前方,并从尾状叶的右侧缘开始成为腹膜返折线的延续(图 1.6)。

在左侧,镰状韧带形成了左三角韧带的前层,然后此层转向后形成左三角韧带的后层。在静脉韧带裂的上端,它成为小网膜的前层。小网膜的后层是从尾状叶的右缘上端开始的腹膜返折线。此层沿尾状叶周围走行,然后成为冠状韧带下层的一部分(图 1.6、1.7)。

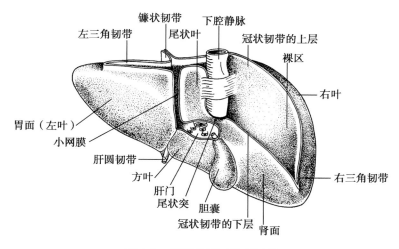

图 1.6 肝脏的后面及其韧带

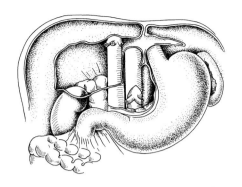

图 1.7　将肝脏移除后剩下的韧带和肝裸区

临床应用

（1）分离将肝脏与膈肌和腹前壁连接在一起的所有韧带（即分离镰状韧带、肝圆韧带、冠状韧带，右三角韧带和左三角韧带），仅剩下肝脏附着在身体上的三种结构：肝门、主肝静脉（右、中/左主干）以及从下腔静脉直接通向肝脏的肝短静脉。

（2）在分离小网膜时，要特别注意避免损伤前迷走神经、后迷走神经以及它们的胃支，还有前迷走神经的胆囊支。在肝左动脉从胃左动脉发出的患者，如果不寻找这一变异的话，肝左动脉容易在不经意间被离断。

1.4 肝脏的形态

肝脏有多种形态（图 1.8、1.9）。肝脏的平均重量是 1500g，每分钟接受 1500ml 的血液。

肝脏有良好的再生能力。一侧肝脏的萎缩会导致另一侧肝脏的肥大，根据肝脏

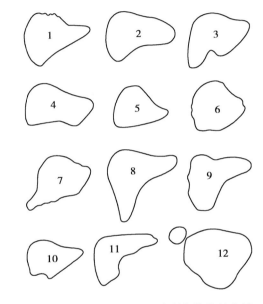

图 1.8　CT 扫描显示的肝脏形态的常见变异

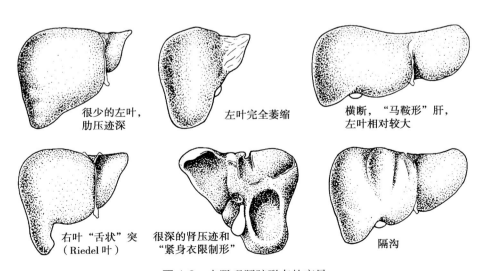

很少的左叶，肋压迹深　　左叶完全萎缩　　横断，"马鞍形"肝，左叶相对较大

右叶"舌状"突（Riedel 叶）　　很深的肾压迹和"紧身衣限制形"　　隔沟

图 1.9　肉眼观肝脏形态的变异

肥大部位的不同,肝脏按顺时针或逆时针旋转。

临床应用

(1) 尽管人们常说右半肝比左半肝要大,比例是 55：45,在半肝切除时切下的肝脏到底有多大,要根据肝脏的外形和大小而定。CT 容积研究可以帮助我们确定要切除的肝脏组织的体积,以及要留下的术后剩余肝脏组织(FLR)的体积。

(2) 同样地,对于活体肝移植来说,也需要 CT 容积显像来确定为受体移植的肝组织的准确体积。

(3) 伴有肝脏萎缩 - 肥大复合征的患者,肝脏的轴会顺时针或逆时针旋转,造成左半肝可能大于右半肝。

1.5 延伸阅读

1. The history of liver surgery. Lau WY, JR Coll Surg Edinb 1997：42：303-309.

2. Liver resections and liver transplantation：the anatomy of the liver and associated structures. Jamieson Glyn, Launois B. In：The Anatomy of General Surgical Operation, Ed. Jamieson GG. Elsevier Churchill Livingstone, Edinburgh 2nd Ed. 2006. Chapter 2, pp 8-23.

第二章
半肝、肝区（肝扇区）和肝段

2.1 肝区的概念

1654 年，剑桥大学的 Francis Glisson 首次描述了肝段解剖学的概念。这本应成为现代肝脏外科的奠基石，却被遗忘了 300 年之久。Rex 在 1888 年报道了肝脏左、右叶的"新"划分法，并全面描述了肝叶解剖学。从肝脏的外部大体解剖，很容易理解为什么我们的前辈沿着镰状韧带、脐裂、静脉韧带裂（即我们所看到的肝脏的脏面 H 形结构的左边）将肝划分为肝右叶和左叶。H 形结构的左边，再加上前方的胆囊和后方的下腔静脉构成的 H 形结构不完整的右边，划分了方叶和尾状叶的边界。肝门进入肝脏的肝门横裂分隔了前方的方叶和后方的尾状

叶（图 2.1）。

肝脏的旧概念是通过镰状韧带将肝脏分成左右两叶，但是这一概念被 Cantlie 推翻了，他研究死者的肝脏确定了主肝裂（即肝中界面）是斜行的，它以 70° 角从脏面延伸到膈面，从右侧延伸到左侧。因此，就确定了左、右肝叶的分界大约是从前下方的胆囊床延伸到后上方的下腔静脉右侧缘。Hjorstjo、Healey 和 Schroy 更深入的开展了此项工作，他们用肝脏的铸型模型证明了肝右叶可以进一步分为右前区和右后区（Healey 和 Schroy 称之为段），肝左叶可以被镰状韧带分为左内区和左外区（Healey 和 Schroy 称之为段）。这些解剖学分区段是根据局部解剖和肝内动脉 / 胆管系统（即动脉胆管分段）得出的。Healey 描述了被其

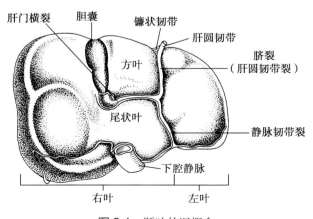

图 2.1 肝叶的旧概念

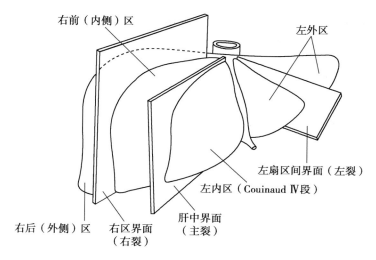

图 2.2　肝叶和肝段的新概念

他人称之为"亚段"的第三级划分"区域"。Healey 的"区域"和 Couinaud "肝段"是相对应的,除了有一点:Couinaud 表述的单独的 IV 段,是为了描述肝脏的正中平面和脐裂之间的大块肝脏组织,而 Healey 将其描述为两个"区域",前者的观点被广为接受,Healey 和 Schroy 提出的将其再进一步划分是人为的。将 IV 段人为的划分为 IVa 段和 IVb 段,对于描述在 IV 段的占位性病变的位置是很有用的(图 2.2)。

临床应用

这一更精细的应用解剖促进了肝脏手术界面的发展,并建议应用这些段间平面进行肝脏的切除(图 2.3)。第一例肝脏左外区切除是由 Keen 于 1899 年完成的。但是由于在那一时期知识的缺乏,这一手术被认为是肝左叶切除。这一手术也被一些作者称之为左外侧段切除,就是目前我们所了解的对两个 Couinaud 肝段的切除。

在这一为切除肝癌而进行的手术中,在肝内使用了肠线分别结扎了血管,还使用了烧灼法处理创面。1948 年,Raven 报道了一

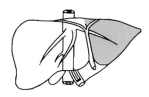

左外区切除术
1899

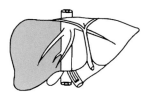

右肝切除术
1952

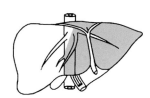

左肝切除术
1953

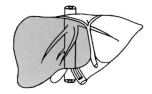

右三区切除术
1953

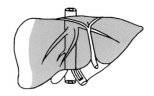

左三区切除术
1982

图 2.3　基于肝段的肝切除

例由于转移性结肠癌而进行的肝脏左外区切除(他自己称之为部分肝切除)的病例。将三角韧带和冠状韧带离断,进行了解剖性肝切除,结扎了肝十二指肠韧带内的门静脉左支、肝左动脉以及左肝管的分支,在肝外分离肝左静脉,然后横断肝实质。Lortat-Jacob 和 Robert 于 1952 年进行的右半肝切除(被称为肝右叶切除术)进一步发展了这一手术,他们使用了一项可以控制出血的技术,即在横断肝实质之前,先结扎在肝十二指肠韧带中走行的右半肝的血管和胆管,然后在肝外结扎肝右静脉。Seneque 和他的助手于 1953 年报道了一例因肝包虫囊肿而行左半肝切除的患者。同年,Quattlebaum 实施了第一例肝右三区切除术。而肝左三区切除术则是很多年以后才有报道。Couinaud 在 1957 年就描述了这一手术的解剖基础,但是 Balasegaram 在 1980 年,Leslie Blumgart 在 1978 年才报道了左半肝扩大切除术,包括右前区的不完全切除。直到 1982 年,Starzl 等人描述了肝门部解剖的必要性,才对四位患者进行了解剖性肝左三区切除。

2.2 肝扇区和肝段的概念

肝脏功能解剖的概念是根据门静脉的分布和肝静脉的位置而定的(门静脉分段法),主要是从 Couinaud 向门静脉和肝静脉系统注入塑胶,随后腐蚀周围的实质而制成的铸型模型研究中而得出的,有别于 Healey 的动脉胆管分段。肝脏被三条肝静脉分成了几个扇区。肝中静脉走行在肝脏的主裂(即肝中界面)内,并将肝脏分成左半肝和右半肝。在右侧,肝右静脉走行在右肝裂中(即右裂,或右区界面),并将右肝分成右

前扇区(即右旁正中扇区)和右后扇区(即右外扇区)。值得注意的是,在右肝,Healey 的"区"(他称之为段)和 Couinaud 的"扇区"一致。在左侧,肝左静脉走行在左肝裂(即左裂)中,将左半肝分成左内扇区(即左旁正中扇区)和左外扇区(即左后扇区)。因此,在左肝,Healey 的"区"(他称之为段)与 Couinaud 的"扇区"不同。Couinaud 根据门静脉的分支,进一步把肝脏分成 8 个段(图 2.4)。

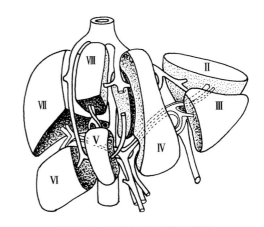

图 2.4 肝扇区和肝段的概念

在右肝,区和扇区是一样的,右前区(即右前扇区)可被分成上方的Ⅷ段和下方的Ⅴ段。右后区(即右后扇区)被分成上方的Ⅶ段和下方的Ⅵ段。

在左肝,区和扇区是不一样的。左内区位于主裂(即肝中界面)和镰状韧带之间,仅包括Ⅳ段;而左外区包括Ⅲ段和Ⅱ段,被肝左静脉分隔。左内扇区包括Ⅲ段和Ⅳ段,位于肝中静脉和肝左静脉之间。镰状韧带/脐裂分隔Ⅳ段和Ⅲ段。左外扇区位于肝左静脉的外侧,仅包括Ⅱ段(图 2.5)

肝的Ⅰ段与 Healey 的动脉胆管系统肝段划分法和 Couinaud 门静脉肝段划分法中的尾状叶等同(见第三章,尾状叶)。

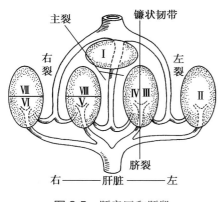

图2.5　肝扇区和肝段

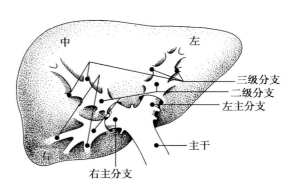

图2.6　Takasaki 的肝段

不同的解剖学学者通过自己的方式、使用自己的术语对肝脏进行划分。如果这本书的读者读到这里还没有被弄糊涂的话，那一定是非常聪明。美国术语命名方法主要由 Healey 提出，而欧洲术语命名方法主要由 Couinaud 提出。必须明确指出，Healey 的"段"与 Couinaud 的"段"不同；但我们所用的，代表 Healey "段"的词语"section"（即区）。Healey 分段方法中的区与 Couinaud 分段方法中的"扇区"有相同也有不同之处。更易引起混淆的是有一位日本外科医师 Takasaki 把肝脏划分为三个差不多相同大小的部分，而他把这三个部分分别称为右肝段（等同 Couinaud 的6,7 段，或右后扇区），中肝段（等同 Couinaud 的5,8 段，或右前扇区）和左肝段（等同于 Couinaud 的4,3,2 段，或左内和右扇区，或左半肝）。此外，有一个词"叶"，可能对不同的划分方法来说有不同的意思。另一方面，有很多术语都用来表达同一件事情，如：将肝脏分成左半肝和右半肝的肝中界面，也称为 Cantlie 线，正中线，主平面，主裂，主沟，肝门主裂（Couinaud）以及叶间界面（美国术语命名方法）。

因此，对于肝脏解剖和肝脏切除需要采用统一的，国际认可的命名法方法。

2.3 布里斯班 2000 肝脏解剖和肝脏切除命名方法

国际肝 - 胰 - 胆学会（IHPBA）科学委员会，于 1998 年 12 月在瑞士伯尔尼召开的会议上，决定设立由国际专家组成的命名委员会，来解决肝脏解剖和肝脏切除的命名问题中存在的混淆。寻找一种与解剖学和手术学术语一致的，在解剖学上正确的术语命名方法，并且前后一致，可以自我解释，语言上正确，易于翻译，精确而简洁。18 个月后，委员会提交了一份术语命名方法，经 IHPBA 于 2000 年 5 月在澳大利亚布里斯班举行的世界大会认可。

经过对这份术语命名方法的总结，肝脏可分为两部分：主肝和尾状叶（被 Couinaud 称为背扇区）。在这一术语命名方法对于尾状叶或被 Couinaud 称为背扇区的命名上仍然存在一些争议（见第三章尾状叶）。

主肝被分为下列三级结构：半肝（或肝）、区、段。每个肝段是一个独立的单位，拥有独立的动脉胆管系统，门静脉的血液供应和肝静脉的回流。因此，肝段可以独立的或与其相邻的肝段一并切除。

  将肝脏分为左半肝和右半肝的第一级划分是一个与胆囊窝和下腔静脉(IVC)的窝相交的平面,被称为肝中界面。在此平面内走行的是肝中静脉。

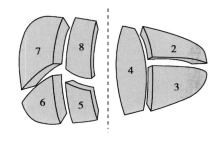

图 2.7 布里斯班 2000 肝脏解剖和肝脏切除命名方法

第一级划分

解剖名称	Couinaud 肝段	手术名称	图示 (相关区域用灰色表示)
右半肝 **或者** *右肝*	Sg 5-8（+/–Sg 1）	右肝切除术 **或者** 右半肝切除术 （表明 ±1 段）	
左半肝 **或者** *左肝*	Sg 2-4（+/– Sg 1）	左肝切除术 **或者** 左半肝切除术 （表明 ±1 段）	

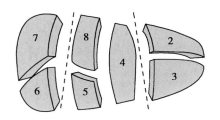

  第二级划分是根据左区界面和右区界面。右区界面没有表面标志,肝右静脉走行其中。而左区界面内通过脐裂和镰状韧带附着线。

第二级划分

解剖名称	Couinaud 肝段	手术名称	图示
右前区	Sg 5,8	在每个解剖名称后面加上"切除术"，如右前区肝切除术	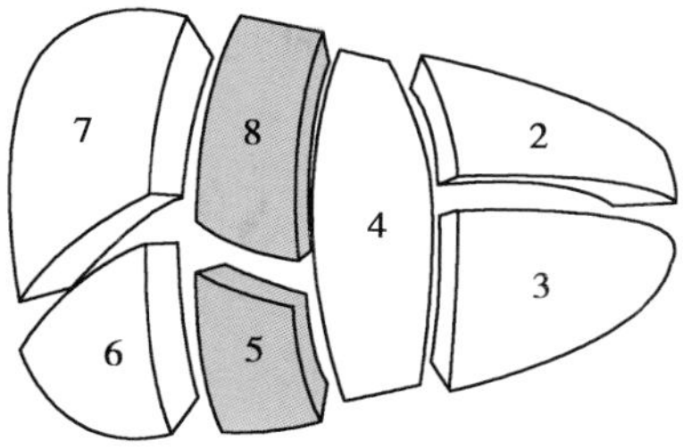
右后区	Sg 6,7	右后区肝切除术	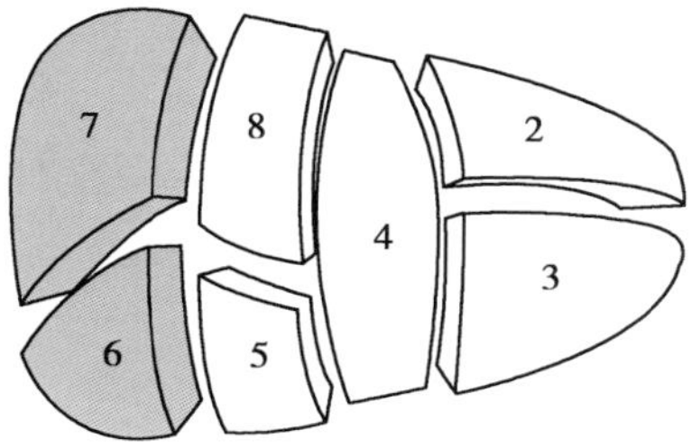
左内区	Sg 4	左内区肝切除术 **或者** 切除 4 段术 （也可见第三级划分） **或者** 4 段切除术 （也可见第三级划分）	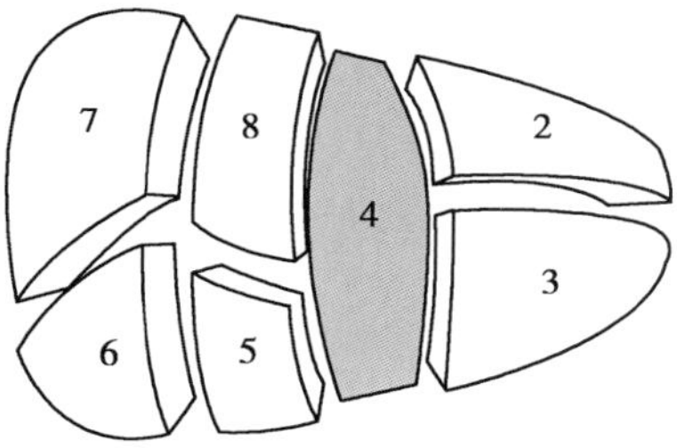
左外区	Sg 2,3	左外区肝切除术 **或者** 2、3 段肝切除术 （也可见第三级划分）	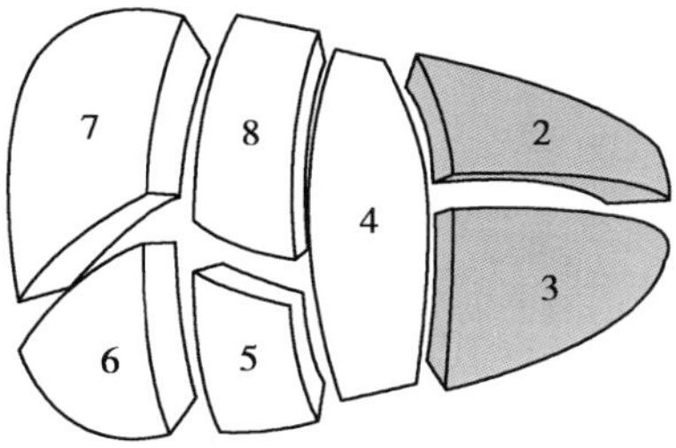
右半肝加左内区	Sg 4-8（+/- Sg 1）	右三区肝切除术 **或者** 扩大右肝切除术 **或者** 扩大右半肝切除术	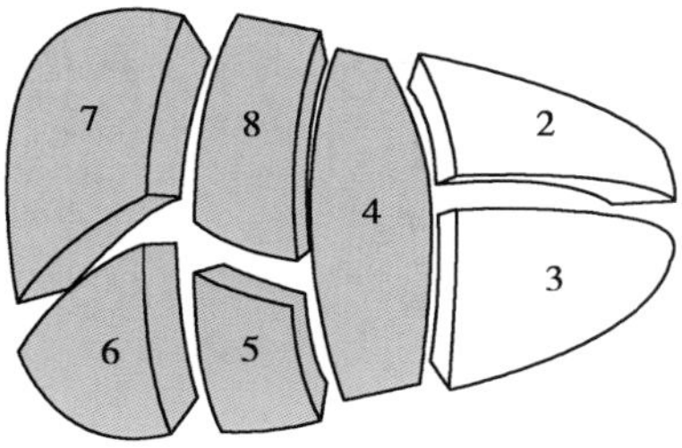

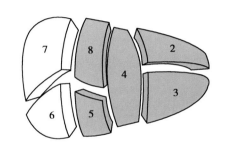

| 左半肝加右前区 | Sg 2-5,8(+/− Sg 1) | 左三区肝切除术
或者
扩大左肝切除术
或者
扩大左半肝切除术 | |

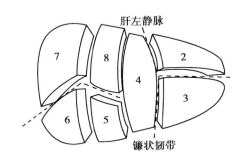

第三级划分是根据肝段之间的界面而进行的,它们被称之为段界面。但是没有表面标志,也没有主要结构在这些平面内走行。请注意,肝左静脉开始走行于 2 段和 4 段之间,而后走行在 2 段和 3 段之间。

第三级划分

解剖名称	Couinaud 肝段	手术名称	图示
1-9 段 (6 段切除术)	Sg 1 到 Sg 9 中的任意一个段	如 6 段肝切除术	
2 个相邻的肝段	Sg 1 到 Sg 9 中的任意连续两个段	如肝 5、6 段切除术	

（肝 5、6 段切除术）

请注意上述的命名方法是根据 Healey 的第二级划分方法(动脉胆管分段法)而定的。

基于 Couinaud 门脉肝段分段法的第二级划分同样是一种可选的正确命名方法,已列入布里斯班 2000 命名法的附加文件中,因为它可以命名不常见的左侧肝切除术,如左内扇区切除术(即 3、4 段切除术)。

附加文件

可选择的第二级划分法(根据门静脉的第二级划分法)

解剖名称	Couinaud 肝段	手术名称	图示
右前扇区 **或者** 右旁正中扇区	Sg 5,8	在每个解剖名称后面加上 "切除术",如右前扇区切除术 **或者** 右旁正中扇区肝切除术	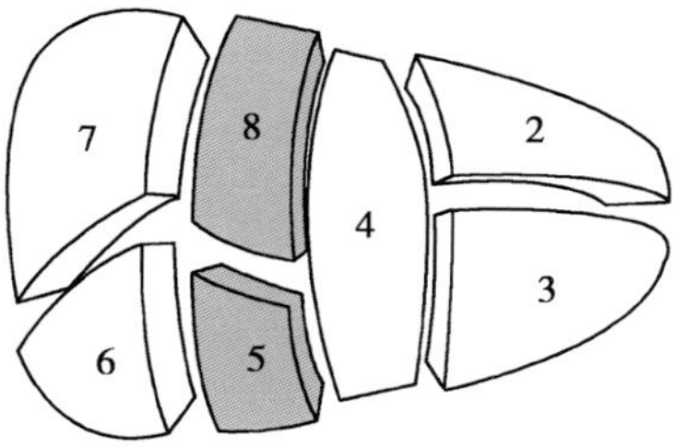
右后扇区 **或者** 右外侧扇区	Sg 6,7	右后扇区肝切除术 **或者** 右外扇区肝切除术	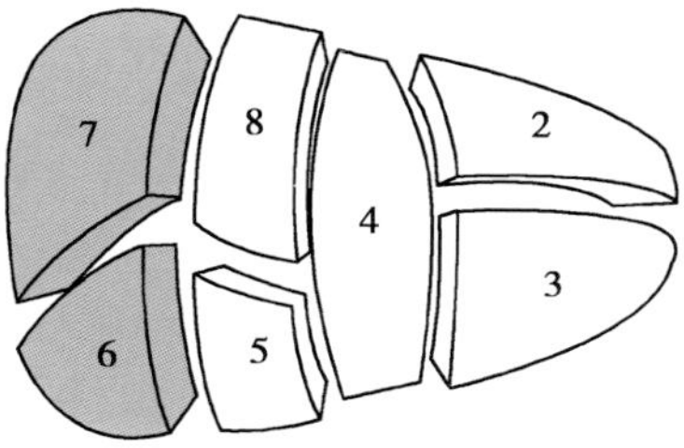
左内扇区 **或者** 左旁正中扇区	Sg 3,4	左内扇区肝切除术 **或者** 左旁正中扇区肝切除术 **或者** 肝 3、4 段切除术	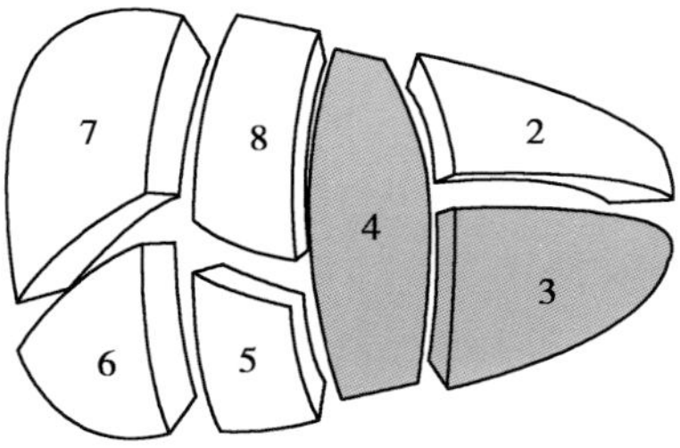
左外扇区 **或者** 左后扇区	Sg 2	左外扇区肝切除术 **或者** 左后扇区肝切除术 **或者** 2 段肝切除术	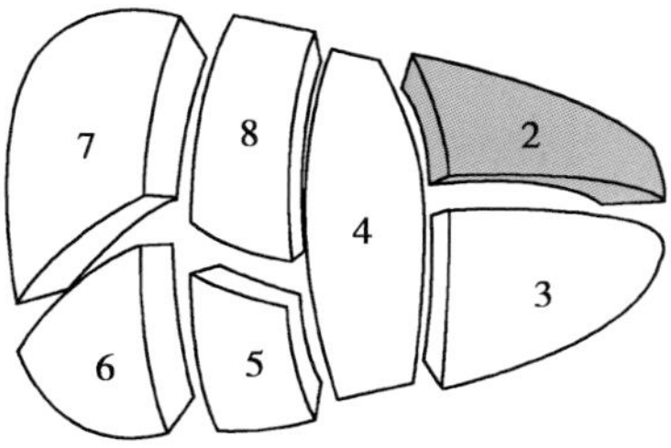

右前扇区和右前区是同义词。右后扇区和右后区是同义词。
左内扇区和左内区不是同义词,而且是不可互换的词。它们描述的不是同一个解剖区域。
左外扇区和左外段不是同义词,而且是不可互换的词。
边界或分界面:
根据门静脉的第二级划分法的边界或分界面是指右扇区界面和左扇区界面。这些划分法没有表面标志。

另外,在布里斯班 2000 命名方法中比较重要的方面是:

(1) Couinaud 分段简写为 Sg 1~9(如:Sg 6),为了避免段与区和扇区相混淆,段的缩写常选用 Sg,而不是 S。阿拉伯数字比罗马数字更常用,因为许多非西方国家不使用罗马数字。

(2) 粗体字'或者'连接的命名方法是等同的,如:"右半肝'或者'右肝",由使用者自行选择。普通体字'或者'连接的命名方法表明优先选择第一个名称,但是第二个名称也是可以接受的,如:"右肝三区切除术'或者'右肝扩大切除术",由使用者自行选择,但是第一个名称是优先选择的。此种情况的原因是:使用形容词"扩大的"来表明切除范围超过正中平面(在有些情况下,比全切范围要小),表中包含"扩大的"那些命名方法是可以接受的,但不是优先选择的。

临床应用

(1) IHPBA 提倡使用统一的命名方法。随着统一的命名方法被广为接受和应用,因为肝脏解剖和肝脏切除术的命名方法而造成的混淆,今后有希望避免了。

(2) 由于每一肝段都可以独立或联合切除,肝脏切除能以肝段为本。

(3) 对于 4 段而言,虽然没有特别的原因,为什么 4 段不能称为方叶,但有些作者建议方叶只是 4 段的前半部分,称其为 4b 段。可是,此处有一个实际的问题。如果肝方叶只是在脏面的区域被切除,其实是并未切除整个 4 段。因为在肝脏的膈面,4 段尚有向后延伸至下腔静脉的部位,即 4a 段。Couinaud 于 1957 年的研究表明,切除肝 4 段的后半部分(4a 段)没有实际意义。实际上,有一些原因造成了 4a 段不会经常被切除:①4a 段仅代表了小于 20% 的 4 段;②它是最难切除的部分。有几支中等大小的肝静脉横跨 4a 段而汇入肝中静脉,而且在 1 段和 4 段之间没有明显的分界;③对某些手术来讲,保留有功能的肝脏组织尤显重要;④如果以切除 4 段来显露左右肝管汇合部的话(见 4.3 章节),就没有必要切除 4a 段;⑤切除 4a 段有可能影响 2 段和 3 段的血供和(或)胆汁引流。4 段的肝蒂较其他肝蒂有更多的变异,常见的门脉变异有 3 到 10 个,或者可能更多。动脉和胆管也有很多变异(见第六章),当为了切除 4 段而单独解剖这些结构时,会损害 2 段和 3 段的血流供应和胆汁引流。

(4) Couinaud 把尾状叶称为背扇区。对大部分医师来说,尾状叶等同肝 1 段。对他们来说,肝只有 8 个段。但对其他一些医师来说,尾状叶可细分为两个肝段,即第 1 和第 9 段。第 1 段大约等同 Spigelian 叶,而第 9 段等同于腔静脉旁部和尾状突。这样算起来肝脏就有 9 个肝段。虽然更有一些医师把腔静脉旁部称为 9 段,而尾状突称为 10 段,即把肝腔一共分为 10 段,但这种分段法被大部分学者认为太极端而不被接受。

2.4 相同意思但不同命名的术语

我们希望表 2.1 有助于澄清一些由于不同的解剖学家使用了不同的术语描述肝脏的同一个解剖部位而造成的混淆。希望布里斯班 2000 肝脏解剖和肝切除术术语命名方法会被全世界的解剖学家和外科医生采用。

常用术语

有一些术语经常遇到,但是尚未被明确

表 2.1 使用过的不同命名方法

布里斯班 2000	欧洲(Couinaud)	美国 (Healey 和 Schroy)	其他
(1) 肝中界面	肝门主裂,主裂	叶间界面	Cantlie 线、Cantlie 裂、中线、主裂、主沟、主平面、右肝和左肝的分界面
(2) 右肝 右半肝	右肝 右半肝	右叶	右叶可能是解剖学的分叶,如:右肝 = 4 段至 8 段;也可能是生理分叶,如:右肝 =5 段至 8 段
(3) 左肝 左半肝	左肝 左半肝	左叶	左叶可能是解剖学的分叶,如:左肝 = 2 段,3 段;也可能是生理分叶;如左肝 =2 段至 4 段;左半肝 =Takasaki 的左肝段
(4) 右区界面,右扇区界面	肝门右裂 右裂	右段界面	右裂,右沟
(5) 右前区,Sg 5,8	右前扇区,右旁正中扇区	右前段	Takasaki 的中肝段
(6) 右后区,Sg 6,7	右后扇区 右外侧扇区	右后段	Takasaki 的右肝段
(7) 左区界面	—	左段界面	脐裂
(8) 左内区,Sg 4	—	左内侧段	方叶
(9) 左外区,Sg 2,3	—	左外侧段	外侧叶
(10) 左扇区界面	肝门左裂 左裂	—	—
(11) Sg 3,4	左内扇区,左旁正中扇区	—	—
(12) Sg 2	左外扇区,左后扇区	—	—
(13) 段界面	段界面	区域界面	亚段界面
(14) 段,Sg 1 到 9	I 到 IX 段	区域	亚段
(15) 尾状叶,Sg 1,9	背扇区,Sg I,IX	尾状叶	Spiegelian 叶 + 腔静脉旁部 + 尾状突
(16) 9 段	IX 段	—	尾状叶腔静脉旁部 + 尾状突

的定义:

脐裂

此裂分开了 3 段和 4 段,它是肝脏下表面的形态学标志,位于镰状韧带到达肝前缘的地方。当肝圆韧带走行于此裂的深部时,此处常有一个跨肝圆韧带的肝脏组织桥。在肝脏的上表面,此裂位于镰状韧带的附着线的深部。

通常有一条对手术有重要意义的静脉走行在此裂中——最好称之为门静脉左支脐部,以避免与脐静脉混淆。脐静脉在出生后即闭锁而形成肝圆韧带(见章节 6.9)。

静脉韧带裂

此裂也是肝脏表面的形态学标志,它

在肝脏的后表面是肝圆韧带裂的延续。小网膜进入此裂,在此裂的深部有一纤维条索,连接门静脉左支和中/左肝静脉主干——它在胎儿期时是静脉导管。尾状突走行在此裂的后方,二者之间仅有小网膜分隔。此裂沿冠状面以及通向背裂的平面走行。

背裂

背裂将 4 段的后面与 1 段分开。它与静脉韧带裂在同一个平面上,将手指插入到此裂中,恰好指向 1 段和 4 段间的分界处(图 2.8)。

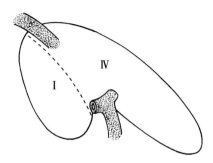

图 2.8　背裂平面的侧面观

Couinaud 将 8 段和 4 段后方的尾状叶称之为 9 段。其他人将此部分称为尾状叶的腔静脉旁部及尾状突(见第 3 章,尾状叶)(图 2.9)。

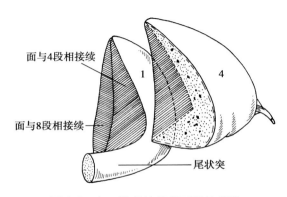

图 2.9　与 4 段相接续的面即是背裂

叶和段

有两个名词值得进一步商榷:"叶"和"段"这两个词不精确,而且它们对于不同的人有不同的理解。

"叶"这个词在欧洲命名方法中的意思与美国命名方法的意思不同。它可以指生理性肝右/左叶,或解剖学肝右/左叶。4 段也称为方叶。Spiegelian 叶组成了尾状叶的一部分(见第 3 章)。偶尔,右肝下缘到胆囊右侧可能向下突出很大一段距离,而成为一宽大的舌状突起,称之为 Riedel 叶。依我之见,应该放弃使用叶这个名词。例外的是尾状叶,或方叶这个词用于描述 4b 段时。

从定义上以及常用方法上讲,"叶"是一个器官被裂、沟、结缔组织或形状划分后的一部分。尾状叶就属于这一类。可是,"尾状叶"这一名称仍然是模糊的,对于不同的人还是可以有不同的理解(见第 3 章)。方叶也属于这一类,可是,称其为 4b 段会更好,以便表述清楚和便于交流。

对于名词"段"来说,它在欧洲命名法和美国命名法和日本命名法中有完全不同的意思。在欧洲命名法中,段意味着 Couinaud 肝段。在美国命名法中,Healey 的段与布里斯班 2000 命名方法中的区相同。这解释了为什么对于美国人来说,左外侧段切除术与肝左外区切除的意思相同(切除 2 个 Couinaud 段,即 Sg 2 和 Sg 3)。美国命名法中的肝右三段切除术与布里斯班 2000 命名法中的肝右三区切除术(切除 5 个 Couinaud 段,Sg 4、5、6、7、8)意义相同。日本的 Takasaki 将肝脏分成了几乎大小相等的三块:右段(相当于 Couinaud 6,7 段或右后段);中段(相当于 Couinaud 5,8 段或右前段);以及左段(相当于 Couinaud 4,3,2 段或左内侧和左外侧段或左半肝)(见章节 15.3.1)。

Couinaud 肝段已经被广泛接受,甚至在美国和日本,用段这个词语仅指 Couinaud 肝段会更好。

2.5 Couinaud 门静脉分段法与 Healey 动脉胆道系统分段法

关于左侧门静脉划分方法,解剖学界有很多争论。Couinaud 不同意当下其他解剖学家所持的观点:即肝左静脉一个最常见的属支,是接受肝 4 段回流而被称为脐静脉或叶间静脉的血管(见第 7 章)。根据这些解剖学家的观点,肝左静脉主干位于通过肝圆韧带裂和镰状韧带附着线的平面,即 Healey 的左区界面,这界面应该是二级划分的界面,而非 Couinaud 提出的 2 段和 3 段之间的肝左静脉所在的界面作为二级划分的界面。按照这一观点,肝左静脉应是一向上流的属支,位于 2 段和 3 段之间,且位于三级划分的界面内。Couinaud 认为门静脉肝 2 段的分支和门静脉脐部是门静脉横部的两个终末支。他是从静脉韧带被腐蚀掉的肝腐蚀铸型中得到这一结论的。不管怎样,静脉韧带是用来划定左门静脉横部和脐部的分界,很清楚,在完整的肝脏,在这一分界处,从门静脉横部到脐部是平滑的过度,没有分支。门静脉 2 段的分支显然不是起源于这处,而是起源于距静脉韧带附着处以上 1cm 处,所以应是门静脉脐部的分支,正如 3 段和 4 段的分支一样。由于 2 段分支起始于静脉韧带的下游,它不可能是 Couinaud 提出的门静脉横部的终末支。Couinaud 的其他争论是,肝左静脉不是走行在分隔 4 段,2 段和 3 段的平面中,即脐裂和镰状韧带附着处或区界面。相反的观点认为,虽然肝左静脉大部分的行程均是走行在 2 段和 3 段之间,其终

末部分起始于接受脐静脉处,肯定是走行在位于 4 段和 2/3 段之间的平面中,即:区界面。因此,左肝分扇区的解剖基础仍然是令人怀疑的(图 2.10)。

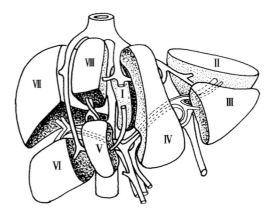

图 2.10　Couinaud 门静脉划分法将肝脏划分成半肝,扇区和段

因为在胚胎学上将血液从胎盘回流到心脏的需要,Healey 认为门静脉左支是不规则的,从而避免了这些争仪。他没有应用肝静脉和门静脉作为肝脏划分的基础,而是使用了动脉胆管系统的分支。在右半肝,Couinaud 门脉肝段划分法和 Healey 的动脉胆管系统划分法是等同的。在左半肝,Couinaud 门脉肝段划分法看起来与 Healey 的动脉胆管系统划分法不一样。但如果比较 Couinaud 和 Healey 发表的原始文献,他们在肝左动脉和左肝管及其分支的解剖上是相互认同的。

在 Couinaud 发表的原始文献中,肝左动脉先发出 1 支到 4 段,这支再分出几个分支供应 4 段各部;然后向左进入脐裂左侧,再分出 2 段和 3 段的动脉分支。肝左动脉供应肝 4 段,3 段和 2 段,这与 Healey 所描述的基本一致。

在 Couinaud 的文章中,来自肝 4 段的

1~3 支胆管汇入左肝管,而 2 段和 3 段的胆管以单独的一支汇合,然后再进入 4 段。Healey 描述的左侧 2 段和 3 段的胆管分布与 Couinaud 一致,但他认为 4 段胆管仅有一支,分出 2~3 支进入 4 段各部。

Couinaud 和 Healey 所描述的左肝的门静脉供应有所不同,但差别非常小(图 2.11)。

请将此图与图 6.9(肝左管常见的解剖变异)对比。Couinaud 的描述与 3 型相似,而 Healey 的描述与 1 型相似。

因此,Couinaud 门静脉分段法与 Healey 动脉胆管分段法,除了在左肝分段上的差异,两位解剖学家对肝脏的解剖学描述是一致的。由于 Healey 动脉胆管分段法在美国被广泛使用,虽然这些词语中的段指的是 Healey 肝段(即布里斯班 2000 命名学中的"区"),但是左外侧段切除术(切除 Couinaud2 段和 3 段)以及肝右三段切除术(=切除 Couinaud 4、5、6、7、8 段)仍然经常使用。

2.6 容易帮助记忆的方法

一个容易帮助记忆肝段的方法是使用自己的左手。如把左手打开但把左拇指紧贴左掌,主肝蒂是在肝尾状叶表面行走和分支后进入主肝中的各肝段(图 2.12a)。左拇指代表肝尾状叶(图 2.12b),而其他四指分别代表主肝的不同肝段(图 2.12c)。紫色笔代表下腔静脉,它游走于肝的背后分融右 /左半肝胆相照图(2.12d)。

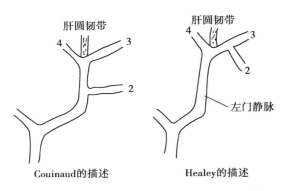

图 2.11 Couinaud 和 Healey 对左肝的门静脉供应的描述

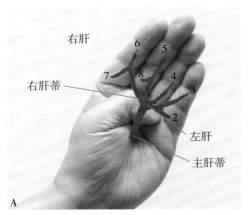
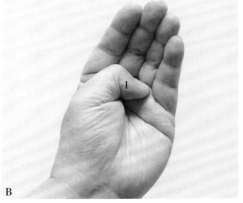

图 2.12 用左手显示肝的 8 个段

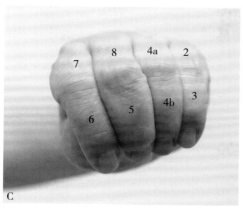
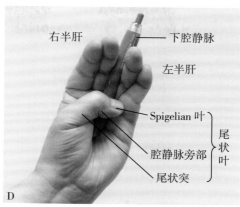

图 2.12（续） 用左手显示肝的 8 个段

2.7 延伸阅读

1. The Brisbane 2000 Terminology of Liver Anatomy and Resection. Terminology Committee of the IHPBA, HPB 2000;2:333-339.

2. Couinaud C, Lefoie. Etudes Anatomiques et Chirugicales. Paris: Masson & Cie, 1957.

3. Healey JE Jr, Schroy PC. Anatomy of the biliary ducts within the human liver: analysis of the prevailing pattern of branchings and the major variations of the biliary ducts. Arch Surg 1953;66: 599-616.

第三章
尾 状 叶

3.1 解剖

尾状叶是肝脏背面的部分,它位于后部,以半环状包绕肝后下腔静脉。尾状叶位于肝内大血管之间,其后方是下腔静脉,下方是门管三联,上方是肝静脉汇合部(图3.1)。尾状叶血流通过一系列肝短静脉回流至肝后下腔静脉。因此,尾状叶被重要的、术中易引发出血的血管结构所包绕,并且它深藏于肝脏的中心位置,由尾状叶独特的解剖位置来看,它的切除,特别是单独的尾状叶切除,被认为是一项外科技术上的挑战。

尾状叶可分为三部分:(1)Spiegelian叶,位于小网膜后方,延伸到肝后下腔静脉的左侧(图3.2、3.3、3.4)。

静脉韧带自门脉左支发出,从尾状叶前面跨过,止于中肝静脉和左肝静脉共干后方的下腔静脉(图3.4、3.5、3.6)。①Spiegelian叶,在静脉韧带的左侧;②腔静脉旁部,走行在肝后下腔静脉的前方,Spiegelian叶的右侧,紧贴肝右和肝中静脉(图3.2、3.3、3.4);

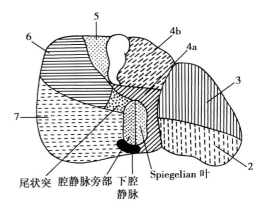

图3.2 尾状叶:脏面观

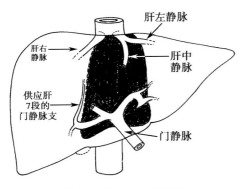

图3.1 尾状叶:前面观

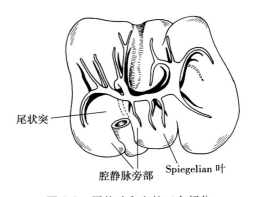

图3.3 尾状叶和它的三个部分

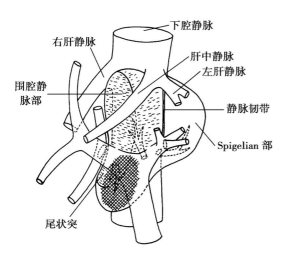

图 3.4 背扇区:去除肝脏的主要部分(即 Couinaud 2-8 段)后

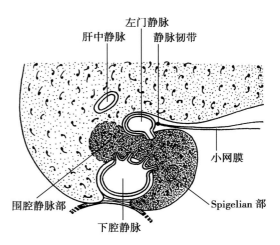

图 3.6 背扇区的横断面

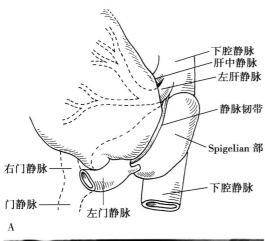

A

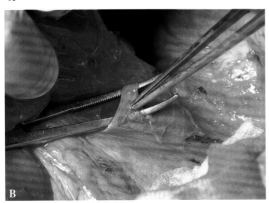

B

图 3.5 A.静脉韧带和背扇区的关系(将左肝推向右上后,从腹部左侧前面观);B.手术照片显示了静脉韧带(血管钳所指之处)附着于中肝/左肝静脉主干的后面

③尾状突是位于下腔静脉和前方相邻的门静脉之间的小突起,恰好位于腔静脉旁部的右侧(图 3.2、3.3、3.4)。

Couinaud 将肝脏划分成主体和背扇区,主体包括 2~8 段,背扇区包括 1 段和 9 段,这两段以中肝静脉为分割线。背扇区位于肝静脉(右,中和左)和肝后下腔静脉之间,向前与 7 段,8 段和 4 段相连(从右至左)。背裂将部分 4 段的后面与 1 段分隔开。

从肝脏的右侧面观,背扇区位于一矢状轴的后下方。此轴起始于三条肝静脉(右、中和左)汇入下腔静脉水平,经过门静脉分叉处,到达肝脏下面(图 3.7)。

从肝脏下面观,1 段在肝中静脉的左侧。它大致与 Spiegelian 叶相当,但要稍大一些。9 段位于肝中静脉的右侧,可分为 9b 段(位于肝右静脉和肝中静脉之间),9c 段(位于肝右静脉下方)和 9d 段(位于肝右静脉后方)。腔静脉旁部以及尾状突组成了 9 段。

3.2 尾状叶的血液供应

尾状叶由肝动脉和门静脉的分支供血,

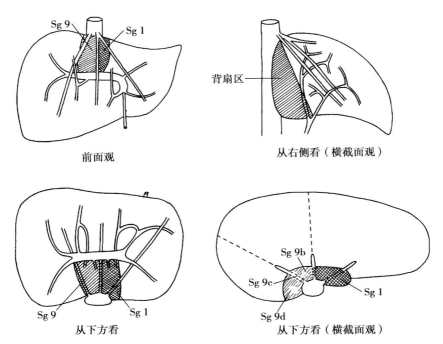

前面观 　　　　　 从右侧看（横截面观）

从下方看 　　　　 从下方看（横截面观）

图 3.7 　背扇区

并由胆管的分支引流。这些血管胆道分支形成了尾状叶门管三联（图 3.8）

图 3.9 显示了尾状叶门静脉分支的常见类型。每个门静脉的分支在分出后旋即被一个 Glisson 鞘所包绕。虽然尾状叶的动脉和胆管在进入 Glisson 鞘之前的肝门板处即发生分叉，但门静脉的分支与动脉和胆管分支还是一起形成了 Glisson 三联（见 5.3 章节）。

Spiegelian 叶通常由两个（可融合形成一个）尾状叶门管三联（最常见起源于左门管三联）供应。腔静脉旁部通常由一或两个起源于右后区肝蒂的尾状叶门管三联供应。尾状突接受起源于右肝蒂或门管三联主干

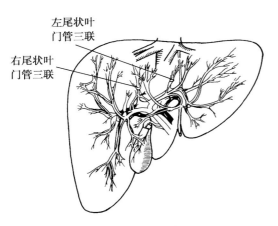

图 3.8 　尾状叶门管三联

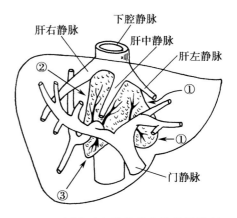

图 3.9 　尾状叶门静脉分支的常见类型
①Spiegelian 叶；②腔静脉旁部；③尾状突

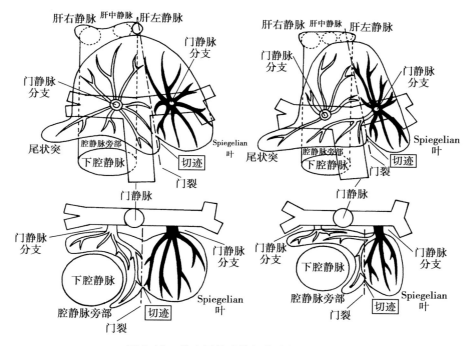

图 3.10 供应尾状叶的门静脉的变异类型

分叉处的血液供应。

作为供应尾状叶的门管三联的主要组成部分，门静脉血供的变异是十分常见的，如图 3.10 所示。

临床意义

由于尾状叶不同部分有不同门管三联供应，部分尾状叶切除是可行的。

尾状叶门管三联的类型变异很常见，血管和胆管从尾状叶的一个部分穿到另一个部分中。

对尾状叶进行横断，如果不注意处理切开后尾状叶的创面，可能会导致出血和胆瘘的问题。

对尾状叶进行横断后，如果累及供因此部分尾状叶的门管三联，则剩余的尾状叶可能会发生缺血。

由于进入尾状叶的胆管与肝门部胆管的分叉很接近，因此肝门部胆管癌多较早累及尾状叶。根治性切除肝门部胆管癌应联合尾状叶切除。

3.3 尾状叶的静脉引流

尾状叶的静脉回流是从肝短静脉直接回流到下腔静脉。通常在下腔静脉右侧有 2~4 条较粗的静脉。较粗的肝短静脉经常出现在尾状叶的下或中三分之一，但几乎不会出现在上三分之一。引流尾状叶上三分之一的肝短静脉的小分支，有时汇入肝右静脉或下腔静脉——但这些分支太小，在手术时基本没有意义。下腔静脉左侧也有 2~4 条较粗的肝短静脉。因肝短静脉通常分布在下腔静脉的两侧，故可以在大多数患者的两侧肝短静脉间到上方的肝右和肝中静脉间中建立一条安全的无血管通路（图 3.11）。Belghiti 在右／左肝切除术中应用的悬吊技术正是利用这一解剖特点

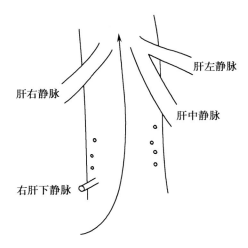

图 3.11 左侧和右侧肝短静脉之间的无血管通路

（见章节 15.2.1.1）。

3.4 尾状叶中的胆管分支

Spiegelian 叶中通常有 2 到 3 支胆管的分支汇入到左肝管中。腔静脉旁部通常有 2 到 3 支胆管的分支注入右后区胆管。腔静脉旁部靠近中肝静脉的胆管分支偶尔会引流至左肝管。尾状突通常引流至右后区胆管（图 3.12）。

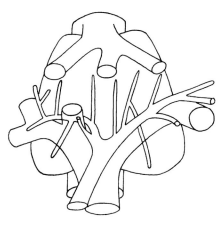

图 3.12 尾状叶胆管引流的常见类型

3.5 肝 - 腔静脉韧带

这是一条纤维组织条带，偶尔会被肝脏组织桥所替代。在右侧，它起始于右后肝，正好处于肝右静脉从下腔静脉分出水平的下面。在这一水平，由于这三种结构（下腔静脉，右肝静脉和肝 - 腔静脉韧带）紧靠，游离右半肝后右肝上抬，肝 - 腔静脉韧带被拉直，使得下腔静脉的右侧面和右肝静脉向内受压（图 3.13）。

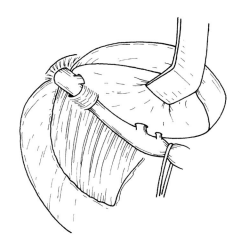

图 3.13 右肝游离后的肝 - 腔静脉韧带

为了解剖肝右静脉，术中将肝脏的牵拉解除后，进行钝性分离，并将下腔静脉的右侧壁轻轻推向左侧，以便分离肝 - 腔静脉韧带。对此韧带进行钳夹，分离并结扎，因为韧带内可能有粗的肝静脉。只有在完成了此步骤之后才能从下方接近肝右静脉。然后沿下腔静脉前面钝性分离至肝右静脉左侧。接着解剖右肝静脉，放置阻断带（图 3.14）。

肝 - 腔静脉韧带包绕下腔静脉，在静脉的左侧可以显示。在下腔静脉左缘的前外侧面，它与尾状叶融合。此韧带将尾状叶和下腔静脉连接在一起。尾状叶切除术术中游离尾状叶时，需要将其分离。

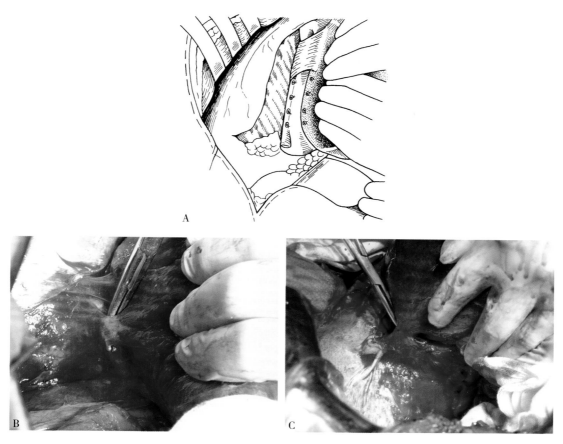

图 3.14 A. 分离引流右肝的肝短静脉；B. 肝 - 腔静脉韧带的分离；C. 肝右静脉周围的解剖

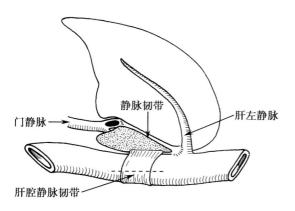

图 3.15 下腔静脉左侧的肝 - 腔静脉韧带

3.6 延伸阅读

1. Peng SY. Isolated Caudate Lobe Resection. In：Hepatocellular Carcinoma，ed. Lau WY，World Scientific Singaproe 2008. Chapter 26，pp 465-489.

2. Filipponi F，Romangnoli P，Mosca F，Couinaud C. The dorsal sector of human liver：embryological，anatomical and clinical relevance. Hepato-Gastroenterology 2000；27：1726-1731.

3. Kumon M. Anatomy of the caudate lobe with special reference to portal vein and bile duct. Acta Hepatol Jpn 1985；26：1193-1199.

4. Lau WY，Chi TY. Hepatic segment 9. Chin J Surg 2000；40：342-343.

第四章
肝门板系统

4.1 Glisson 鞘的解剖

Glisson 囊覆盖了肝门部肝脏,以及门管三联,称之为 Glisson 鞘。Glisson 囊也涵盖肝内的 Glisson 蒂。Couinaud 称此鞘为 Valoean 鞘,以 Valoeus(一位中世纪的解剖学家,他第一个描述了肝囊)的名字命名,'Glisson 鞘'这个术语通常仅用于指 Glisson 蒂的肝内部分。

在 'Glisson 蒂' 的肝外部分,肝十二指肠韧带中的门管三联也被结缔组织和腹膜所包绕,一直到肝门部。门管三联的肝内部分和肝外部分在解剖上具有相同的结构。换言之,肝外和肝内门管三联可以看作是同一 Glisson 蒂树的一部分(图4.1)。

布里斯班 2000 命名法介绍使用了肝内 Glisson 蒂树的常见类型将肝脏划分为半肝,区(扇区),段(见第二章)。有许多变异(见第六章)使肝脏内独立结构的解剖变得很困难,甚至十分危险。可是,如果将特定肝段的鞘结扎,则鞘内所包含通过供应该肝段或从该肝段发出的结构都被阻断。结扎独立的鞘不仅是简单的,而且是安全的。在图4.2中,如果将鞘在(b)处打开,并解剖独立的鞘内结构,推测为通往低位分支的异常动脉分支会被结扎。如果从(a)处结扎,则对此异常动脉没有危险。

有时需要独立解剖鞘内的结构(这在胆肠吻合时是常见的)。胆管以椭圆形多见,圆形少见,其下面通常对应相应的动脉。这三种鞘内结构之间的联系遵循两条通用的原则:第一,门静脉多位于胆管和肝动脉的后方;第二,胆管多位于动脉的上侧并相邻(图4.3)。

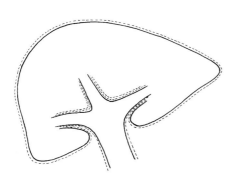

图 4.1　Glisson 囊,如虚线所示

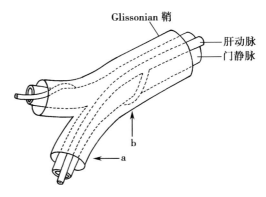

图 4.2　在(a)处结扎 Glisson 鞘比在(b)处打开 Glisson 鞘要安全

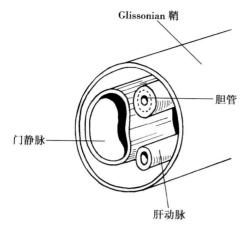

图 4.3 Glisson 鞘内的结构

4.2 肝门板系统的解剖

Glisson 囊与肝脏下表面胆管和血管周围结缔组织鞘相互融合组成了肝门板系统。此肝门板系统还包含了大量的淋巴管,神经以及一个小的血管网。虽然大多数人认为门管三联包含在肝门板系统中,但是 Couinaud 认为胆管和肝动脉位于肝门板系统中,而门静脉被独立的疏松结缔组织鞘所包绕。这可解释为什么包含肝外胆管和肝

动脉的肝门板很容易与门静脉进行分离的原因。

肝门板系统包括胆管汇合处上方的门板,与胆囊相关的胆囊板,位于左肝静脉脐部上方的脐板,以及覆盖静脉韧带的 Arantius 板(图 4.4)。

门板

门板位于肝门区。它的上界是肝 4a 段(肝 4 段的后部),右侧界是 Rouviere 沟(图 4.5)和胆囊板,左侧与前方的脐板以及后方的 Arantius 板相延续。右前区门管三联分支供应 5,8 肝段通常行走在胆囊板和门板的连接处后方,而右后区门管三联分支供应 6,7 肝段在 Rouviere 沟外进入肝内。结果显示,右侧的胆管和血管很容易解剖,不需要广泛打开门板。

胆囊板

胆囊板位于胆囊床,与肝 5 段和 4a 段的被膜,以及前段的 Glisson 鞘相延续。胆囊板的内缘位于肝门区域的肝正中平面。Couinaud 也观察到,在大多数个体(83%),胆

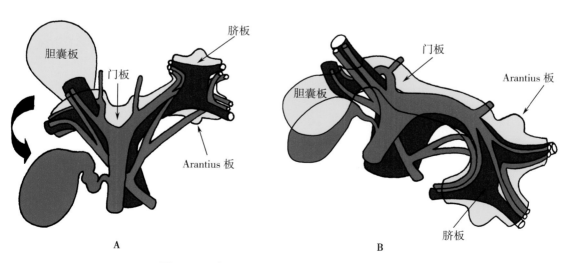

图 4.4 肝门板系统。A. 前面观;B. 前 - 后面观

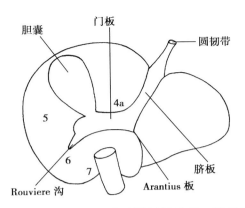

图 4.5 肝的脏面显示了肝门板系统。请留意 Rouviere 沟把肝右前区和肝右后区分开

囊板的后缘位于门静脉右支的右侧。

脐板

脐板位于脐裂腹侧面的下缘。它包括 2、3 和 4 段的胆管和血管，与其下方周围的韧带相延续。因此，左肝的段分支在脐板内分开或融合，可以通过切开周围韧带的上边而到达脐板的上缘。

Arantian 板

Arantian 板相互融合，并与其后方的静脉韧带相延续。

4.3 显露肝胆管汇合处的手术入路

Hepp 和 Couinaud 于 1956 年描述了一项技术，将肝 4 段向上抬高，在它的基底部切开 Glisson 鞘，可以很好的显露肝门结构。此项技术被称为降低肝门板。仅很少患者在门板和肝下之间出现血管（占所有病例的 1%），可以安全进行分离。由于它在肝 4 段下方有很长的行程，所以在显露左肝管的肝外段时，此项操作具有特殊的价值。在

显露右肝管的肝外段或它的二级分支时，此项操作因为此段肝管在肝外比较短而显得较困难。此项技术对于鉴别损伤后的胆管修复过程中的近端胆管黏膜具有重要意义。在肝 4 段的后缘，切开 Glisson 鞘附着于门板处（图 4.6），通过向上抬高肝 4 段，可以将门板的上表面与肝实质分离，显示出肝管的汇合处，它常常位于肝外（图 4.7）。在不能切除的肝门部或右肝管癌中，可以在肝的前上表面打开门板以鉴别左肝管。然后对左肝管黏膜和空肠黏膜进行侧 - 侧吻合。此入路又称为胆管汇合处筋膜外入路（即：Glisson 鞘和肝板外的胆管汇合处入路）。

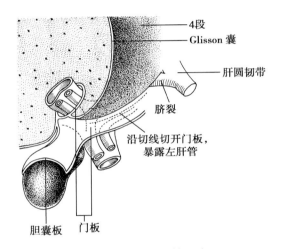

图 4.6 肝 4 段胆管入路

在一些少见的情况中如果经筋膜外入路会十分危险，尤其在肝段萎缩 / 肥大引起的解剖畸形，肝门很深并向上移位，向外侧旋转等情况，可同时打开胆囊窝最深的部分和脐裂，这便能很好显露胆管汇合处以及肝右管，不需进行大块肝切除（图 4.8）。此步骤等同肝 4 段从肝中界面（主裂）到区界面（脐裂）的下部分分离，目的是显露左肝管和胆管的汇合处。

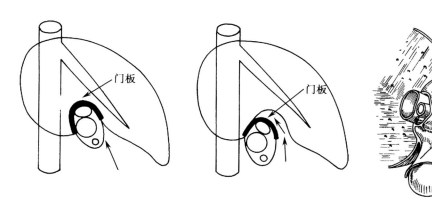

图 4.7 降低肝门板

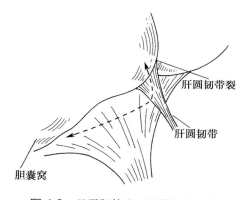

图 4.8 显露胆管和左肝管的汇合处

在胆管狭窄分离特别困难的情况下,可以对 4b 段进行部分切除来显露胆管汇合处。

在显露了左右肝蒂汇合处后,可以通过钝性解剖来分离右侧肝蒂,并在其周围放置吊带。可进行相似的步骤来悬吊左侧肝蒂(图 4.9)。

Launois 设计出了一种到达胆管汇合处的前入路法,被他称为经肝内肝裂入路法(图 4.10)。其步骤包括,结扎引流尾状突和肝脏较低部位至下腔静脉的肝短静脉,避免因撕裂这些静脉而导致的出血。在胆囊切除后,在肝中界面(主裂)入路至胆管汇合处。

前方肝内入路的方法最初由 Couinaud(1957)提出,后由 Ton That Tung(1979)继续

改进。要点是整体解剖肝外肝蒂,在胆囊床的肝脏上作一切口,在肝蒂上方分叉处作钝性解剖,绕过肝外肝蒂,从尾状突处穿出,控制右侧肝蒂。为了控制左侧肝蒂,在肝门前方的肝脏上作一横切口,穿过左侧肝蒂的上方和后方,从背裂的左侧穿出。除了钝性解剖是从前方而不是从肝蒂后方开始外,这些入路与后方的肝内入路很相似(图 4.10)。

Launois 设计了另一个控制右侧 / 左侧肝蒂的入路,称之为 Glisson 鞘的后方肝内入路。

在紧靠肝门后方的尾状叶上做一长30mm 的切口。在肝门前方,平行于第一个切口作第二个切口,一直从右侧的胆囊床延伸到左侧的肝圆韧带裂(图 4.11)。将切口加深,并将肝实质向上推,远离前方的肝门,以便显露肝蒂结构汇合处的 Glisson 鞘。

肝门前方的解剖与前面所描述的与门板分离是相似的。示指穿入肝门后方的切口,使 Glisson 鞘的后面在手指前方,在前方的 Glisson 鞘和后方的尾状突之间向上分离,直至可以触及前面解剖过的 Glisson 鞘的上部。此时外科医生示指和拇指置于肝门处,示指在尾状突的切口上,拇指放在门

29

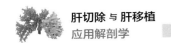

板的前方(图 4.12)。

　　然后用一把弯钳绕过汇合处穿过一根吊带。牵引吊带可使右侧和左侧 Glisson 鞘

向外牵拉(图 4.13)。通过进一步解剖,可以绕过并悬吊任何需要进一步解剖的远端 Glisson 鞘。

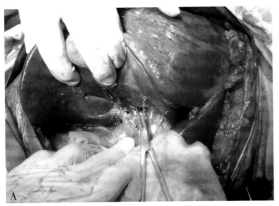

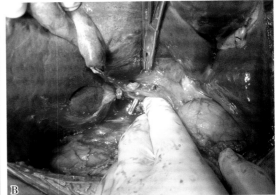

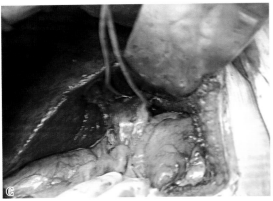

图 4.9　A. 血管钳钝性解剖以降低门板;B. 在右侧肝蒂周围钝性解剖;C. 在左侧肝蒂周围放置吊带

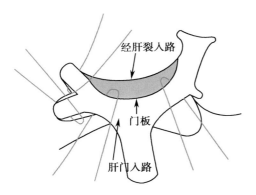

图 4.10　经肝内肝裂入路至胆管汇合处

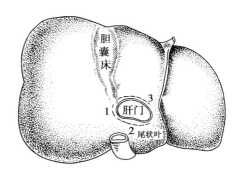

图 4.11　在右侧 / 左侧肝蒂汇合处经后方肝内入路所作的肝切口

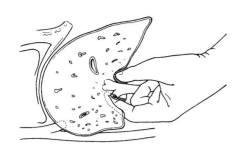

图 4.12 用拇指和示指解剖 Glisson 蒂汇合处上方的结构

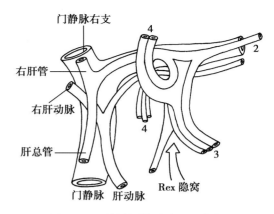

图 4.14 肝圆韧带通过 Rex 隐窝

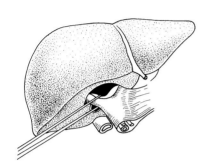

图 4.13 悬吊至右肝的门管三联

4.4 脐裂和肝 3 段(肝圆韧带)入路

肝圆韧带是已闭合的脐静脉的残迹,它

走行在脐裂中,与脐裂中的门静脉左支相连(图 4.14)。此韧带将门静脉左支的末端与肝脏连接在一起,此末端及其包含通道的延长部分是左侧门静脉系统行程的组成部分。左肝的胆管位于门静脉左支的上方,以及这些延长部分的后方,而相应的动脉位于门静脉的下方。通过对肝圆韧带左侧的解剖,以及分离肝 3 段的一到两个血管延长部分,可以显露出 3 段中的肝蒂或胆管前方的分支。在胆道梗阻合并肝内胆管扩张的情况下,3 段的胆管通常容易位于门静脉左支的上方(图 4.15)。

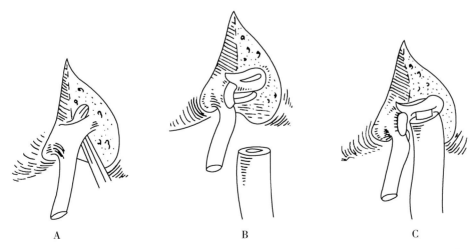

图 4.15 肝 3 段胆管的显露。A.在肝圆韧带左侧解剖;B.分离门静脉分支显露肝段胆管;C.行空肠胆管 Roux-en-y 吻合

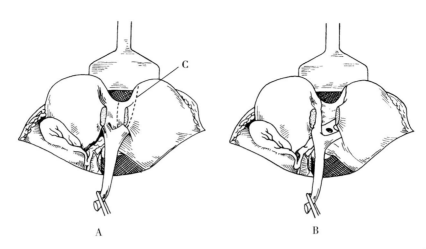

A

B

图 4.16　A.在脐裂左侧劈开肝脏；B.不需分离任何门静脉分支便可到达胆道系统

通常在脐裂左侧劈开肝脏比较合适，以便扩大脐裂。这一步骤可以不分离供应 3 段的任何肝门血管而到达胆道系统（图 4.16）。

4.5 右肝胆道系统的手术入路

由于缺少精确的解剖标志，右肝内胆道系统的显露比左侧更加危险且不精确。术中超声的应用可以帮助更好的鉴别肝内结构。

在某些肝门部胆管癌的患者，预计无法行根治性切除时，可以选择右肝内胆道系统引流，特别是在左侧胆道系统无法利用的情况下。右前段胆管及其分支，从解剖学上来说，行走在相应门静脉的左侧。切开肝脏的最终目的是为了显露门静脉左侧的前段胆管。纵行切开扩张的胆管，并与空肠进行Roux-en-y 吻合（图 4.17）。

另一个可选择的方法是在胆囊床处切开部分肝脏，可切开肝 5 段的胆管（图 4.18）。

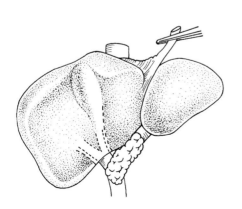

图 4.17　右肝的切口显露右区胆管

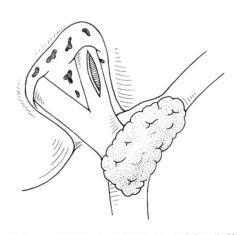

图 4.18　切开部分肝脏更好的显露右区胆管

4.6 通过肝切除显露胆管

可以切除肝左外区的外侧部分来显露肝 2 段和 3 段的胆管，与空肠进行 Roux-en-y 吻合（Longmire 技术）。

如前所述，切除 4b 段的部分肝脏可以显露胆管汇合处。

虽然可以进行相似的步骤来切除右肝的下端，以显露用于吻合的胆管，但是很少进行这一操作，因为显露的是外周胆管，它们的管壁薄，管腔细，使吻合在技术上存在一定困难。

4.7 延伸阅读

1. Blumgart LH, Hann LE. Surgical and Radiologic Anatomy of the Liver and Biliary Tract. In: Surgery of the Liver and Biliary Tract. Editors: Blumgart LH, Fong Y. W.B. Saunders, London. 3rd Edition 2000, Vol 1, Chapter I, pp 3-33.

2. Launois B, Tay KH. Intrahepatic Glissonian Approach. In: Hepatocellular Carcinoma. Editor: Lau WY. World Scientific, Singapore 2008, Chapter 19, pp 429-446.

3. Kawarada Y, Das BC, Taoka H. Anaotmy of the hepatic hilar area: the plate system. Journal of HBP Surgery 2000; 7: 580-586.

4. Couinaud C. Controlled hepatectomies and exposure of the intrahepatic bile ducts. Anatomical and technical study 1981, C. Couinaud, Paris.

第五章
肝门区的解剖

为了了解肝门区的结构,我们必须首先明白,虽然肝外门管三联包括肝门上方由结缔组织和腹膜包裹的肝动脉、门静脉和胆管,但是 Glisson 鞘这个术语仅指越过肝门的肝内部分的 Glisson 囊。而且,由于肝门板系统是由 Glisson 囊以及肝脏脏面下胆管和血管周围的结缔组织鞘组成,胆管和血管的分支在进入特定扇区或肝段的 Glisson 鞘之前,可以在肝门板系统中继续分支。另外,胆管和血管在分支后也可以直接进入特定的 Glisson 鞘。有时候,对于特定的扇区或肝段,动脉以及胆管的分支在进入 Glisson 鞘之前,可以和门静脉的分支有不同走行方向。

5.1 肝门板系统中的淋巴系统

肝门区的淋巴系统以非常复杂的方式分布,包括浅表和深部淋巴系统,穿行于肝门区的肝门板系统中。深部系统也称为 Glisson 鞘淋巴系统,并引流到肝门板淋巴系统中。浅表淋巴管穿行在肝门板上缘和肝 4a 段外膜之间。组织学上表现为 4a 段和门静脉腹侧之间有大量淋巴管的厚层结缔组织。相反的是,在门静脉和尾状叶背面的结缔组织很薄,仅包含很少的淋巴管。

5.2 肝门区的解剖

右肝管和左肝管的汇合处位于肝门板处。在治疗肝门部胆管癌时,全部切除肝门部胆管以及肝门板是十分重要的,因为肿瘤细胞可以轻易侵犯相邻的肝门板组织。

在肝门板的右侧,肝右动脉走行在胆囊板和肝门板之间,右门静脉的分支在进入 Glisson 鞘之前走行在动脉的背侧。

在左侧,肝中动脉从肝左动脉分出后,经脐板走行,门静脉左支在此动脉的背侧。在这些部位,通过在尾侧分离胆总管,然后向头侧抬起,很容易将肝门部胆管与门静脉分离(图 5.1)。

5.3 尾状叶以及肝 4 段的血管和胆管分支

肝门板系统与 Glisson 鞘相延续。胆管和血管通常是通过肝门板系统从肝内进入 Glisson 鞘。进入 Glisson 鞘的胆管和血管的分布在尾状叶和肝 4 段是与别不同的。

对于尾状叶而言,其胆管和动脉在肝门板内分支,但是门静脉的分支直接进入尾状叶。因此,尾状叶动脉和胆管的分支,在分出后未在肝内立即形成 Glisson 三联体,而

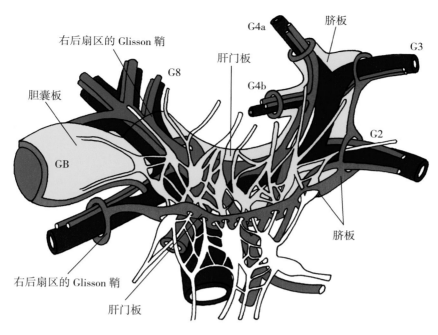

图5.1 肝门板系统的组成。*GB*,胆囊;*G*,Glisson 鞘

在遇到门静脉的分支后才形成了 Glisson 三联体。每个门静脉的分支在分出后,旋即与动脉和胆管一起被 Glisson 鞘所包绕而形成 Glisson 三联体(图 5.2)。

　　肝 4 段的肝内胆管分支形成了 J 形转弯。每一分支走出 Glisson 鞘,与脐板相结合,最终汇入肝左管。中肝动脉的分支在分出后即进入肝 4 段的 Glisson 鞘。相反,肝 4 段门静脉的分支直接从门静脉脐部的右侧分出,每一分支均进入它相应的 Glisson 鞘,在肝内走行一段距离后,与肝动脉和胆管一起形成 Glisson 三联体。肝 4 段的血管和胆管,在门静脉脐部的右侧未立即形成 Glisson 鞘,而是在距其一段距离处形成(图 5.3)。这些肝 4 段中的胆管和血管在解剖学上的差异,主要是由于此肝段比其他肝段发育的晚,肝 4 段中门静脉的分支在胚胎时期是从门静脉系统的三级结构发育的。但是此观点仍存在争议,未被广泛接受(见第二章)。

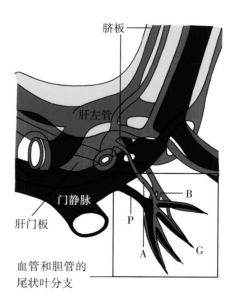

图5.2 血管和胆管在尾状叶的分支。*P*,S1 段的门静脉分支(左侧);*A*,S1 段的肝动脉分支(左侧);*B*,S1 段的胆管分支(左侧);*G*,S1 段的 Glisson 鞘(左侧)

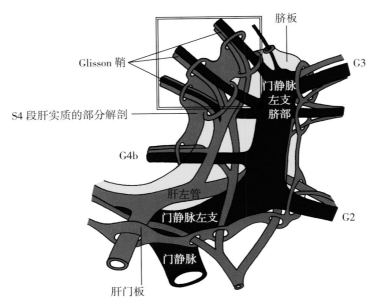

图 5.3　肝 4 段中血管和胆管的分支。*G2*，肝 2 段的 Glisson 鞘；*G3*，肝 3 段的 Glisson 鞘；*G4b*，肝 4b 段的 Glisson 鞘

5.4 延伸阅读

1. Kawarada Y，Das BC，Taoka H. Anatomy of the hepatic hilar area：the plate system. J Hepatobiliary Pancreat Surg 2000；7：580-586.

2. Couinaud C. Controlled hepatectomies and exposure of the intrahepatic bile ducts. Anatomical and technical study 1981，C. Couinaud，Paris.

3. Kumon M. Portal vein and bile duct branches of the caudate lobe：analysis of liver casts and clinical cases. Acta Hepatol Jpn 1985；55：1193-1199.

4. Kida H，Uchimura H，Okamoto K. Intrahepatic architecture of bile and portal vein. J Biliary Tract and Pancreas 1987；8：1-7.

5. Healey JE，Schroy PC. Anatomy of the biliary ducts within the human liver. Arch Surg 1985；68：599-616.

6. Ishiyama S，Yamada Y，Narishima Y，Yamaki T，Kuaii Y，Yamauchi H. Surgical anatomy of the hilar bile duct carcinoma. J Biliary Tract and Pancreas 1999；20：811-829.

7. Michels NA. New anatomy of the liver and its variation in blood supply and collateral circulation. Am J Surg 1966；112：337-346.

8. Suzuki H. Correlation and anomalies of the vascular structure in Glisson's area around the hepatic hilum，from the standpoint of hepatobiliary surgery. Arch Jpn Chir 1982；51：713-731.

第六章
肝内 Glissonian 三联体：与肝切除以及肝移植相关的解剖

肝内每支胆管、肝动脉和门静脉均被一束纤维鞘所包绕，此鞘称为 Glisson 鞘（或 Glissonian 鞘，或 Valoean 鞘）。每一肝段都独立地由一个或多个包含在 Glisson 鞘中的 Glisson 三联（或称为 Glissonian 三联，肝蒂，门管三联）供应，因此每一肝段可作为一个独立的单位，使单一肝段切除或联合肝段切除成为可能。由于有些肝段由不止一个 Glisson 三联体供应一个肝段，可以对这些肝段进行亚段切除。然而，在这些胆管或血管进入各自的 Glisson 鞘之前，它们可以在肝外，甚至在肝门板系统内独立分支。这就解释了为什么扇区胆管的变异与本章中描述的扇区门静脉的变异可以不同。

6.1 每一肝段中 Glissonian 鞘的数量

如果我们观察进入每一独立肝段的 Glissonian 鞘的数量，这些数量差别是很大的。

1989 年 Scheele 在研究填充肝门结构，次全移除小分支后的人类肝脏腐蚀铸型模型时，得出的结论是通向肝周的 2,3,6 和 7 段的 Glisson 三联体的特点是有较大的主干，而且在 6 段和 7 段有树梢样外周树枝状

表 6.1　每一肝段的 Glissonian 鞘的数量

		通常	偶尔
1 段	Spiegelian 叶	1	2~3
	腔静脉旁部	1	2~3
	尾状突	1	2
2 段		1	2
3 段		1~2	3
4 段		3~10	可以更多
5 段		若干	1
6 段		1（<50%）	2~3
7 段		1	2
8 段		3~4	可以更多

结构。相反，中央段 4,5 和 8 段的结构表现为较早即有分支，有时候像灌木丛，通常是扇形，沿身体的纵轴排列。因此，对这些中央肝段行单一肝段切除术时，原则上必须处理肝实质中不同深度的 Glisson 鞘。虽然 Scheele 没有提到，但后来刘允怡做出来的研究结果显示 I 段的 Glisson 鞘也像其他中央肝段一样呈灌木状或扇形分布（图 6.1）。

根据这些 Glissonian 鞘分布的结果，切除周围肝段在技术上比切除中央肝段要容易。而且，由于一个中央肝段有多个 Glissonian 鞘，所以对中央肝段（1,4,5,8）行

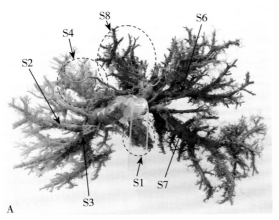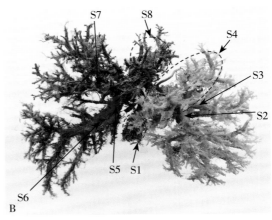

图 6.1 填充肝门结构,次全移除小分支后的人类肝脏腐蚀铸型模型。数字表示的是肝段。A. 前面显示了外周与中心肝段在分支上的差异;B. 后面显示了门管三联的分布模式

亚段切除在技术上比周围肝段(2,3,6,7)要容易。同样幸运的是,多数扩大肝切除术均涉及部分中央肝段或亚肝段,如:右肝扩大切除术包括切除部分肝 4 段,左肝扩大切除术包括切除部分肝 8 段和(或)5 段,同时行单独部分尾状叶切除或行 4,5,8 段的亚肝段切除成为可能(见第十五章)。这打开了以亚肝段为本的肝切除的门,使这手术方法得到发展。

6.2 肝 4 段的 Glissonian 鞘

　　肝 4 段的肝蒂比其他肝段的变异要多。门静脉支通常是 3~10 个,或者更多。动脉支和胆管支的变异更多。当独立解剖这些血管 - 胆管结构,而行单独肝 4 段切除术时,极易损伤肝 2 段和 3 段的血供和(或)胆道引流(见章节 2.3)。

　　在单独肝 4 段在劈裂式肝移植和减体积肝移植和在 ALPPS 手术时,对于保存肝 2 段和 3 段的全部血供和胆道引流非常重要。因此,外科医师应在 Glissonian 鞘外进行解剖。他们应在肝门板外进行解剖,以及在肝

实质内脐裂的右侧 5mm 的地方断肝以便避免进入 Glissonian 鞘。肝 4 段的 Glissonian 鞘发自脐裂的右侧,通常有 2 到 3 个这样的鞘,还有一些发自左主鞘并横穿过肝 4 段的基底,这些鞘供应肝 4 段的后部。这是为何即使 4b 段的主鞘已经被离断,而肝 4 段的后部(4a 段)如有需要也可以安全保留的原因。这一解剖也可使肝 2,3 段切除与 4b 段一并切除成为可能。

　　肝 4 段的静脉引流主要通过肝 4 段静脉引流至肝中静脉。有时,即使肝中静脉和肝 4 段静脉一起切除,脐裂中的肝静脉也可以提供充分的引流,使肝 4 段存活(见第 7 章)。

　　在切除肝 2 段和 3 段时,应在脐裂的左侧 5mm 处解剖肝实质。肝 2 段和 3 段由肝左静脉引流。

6.3 引流右半肝的胆管的变异

6.3.1 右肝管

正常肝脏的铸型研究表明,最常见的解

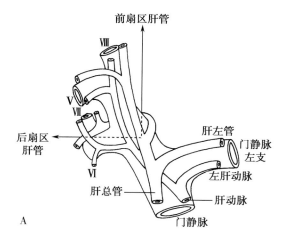

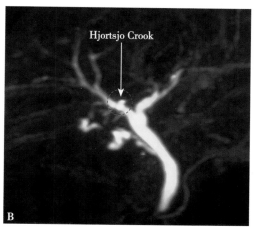

图 6.2　A. Hjortsjo 钩；B. 磁力共振胆胰管造影显示 Hjortsjo 钩

剖结构是右肝管与左肝管汇合（53%~72%）。大多数人（83%~89%），肝后扇区肝管向上，向背侧，然后向下走行（Hjortsjo 钩）至门静脉右支（'北转胆管分支'）。（图 6.2）在少数人（11%~17%），肝后扇区胆管向腹侧和下方走行至门静脉右支（'南转'胆管分支）。

Hjortsjo 钩出现在大多数人群中。由于肝右后扇区肝管向上，向背侧，向下走行至门静脉右支并且钩住右前扇区门静脉起始部，因此切除肝前扇区（5 段和 8 段）时，如果太靠近门静脉右支到肝前扇区和后扇区的分叉处，会损伤右后扇区肝管。正确的操作步骤是远离门静脉右支的分叉处切断血管和胆管（图 6.3）。

6.3.2　右肝管的缺如

右肝管缺如是发育过程中的解剖变异。

肝前扇区和后扇区肝管未形成右肝管，从而导致右肝管缺如。这里有三种解剖变异，（图 6.4 显示了这些变异的发生率）：

可以导致右肝管缺如的变异有：

6.3.2.1　右肝管汇入处下移

此类变异包括右肝管或它的分支向下

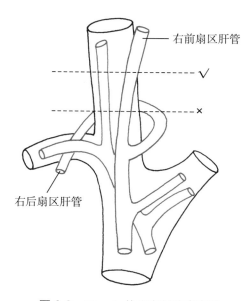

图 6.3　Hjortsjo 钩和它的临床意义

汇入到胆管树中低于常见汇合点的地方（图 6.5）

低位汇合会影响主右肝管，右扇区肝管（通常其前方的一根胆管和这一变异导致右肝管缺如），肝段肝管或亚段肝管。大约 2% 患者右肝首先与肝总管低位汇合，或先与胆囊管汇合，再与肝总管汇合。这些变异使腹腔镜胆囊切除术中发生胆道损伤的风险大

肝前扇区肝管的解剖学变异	右肝管存在	右肝管缺如		
	常见型	肝后扇区肝管汇入左肝管	3 叉型	肝前扇区肝管汇入左肝管
	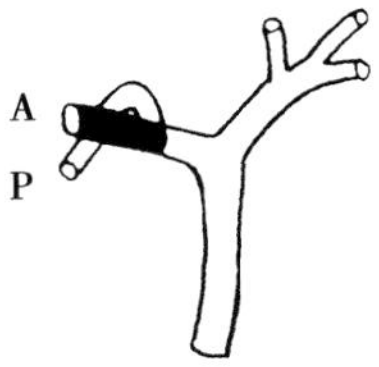	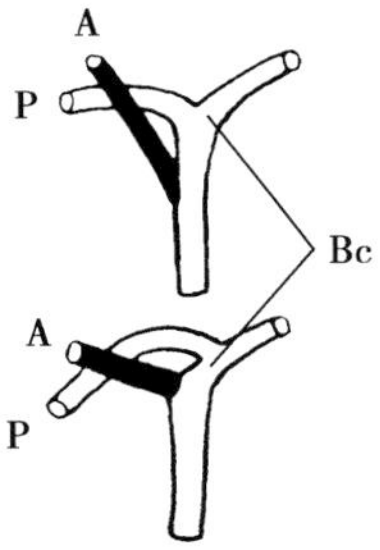	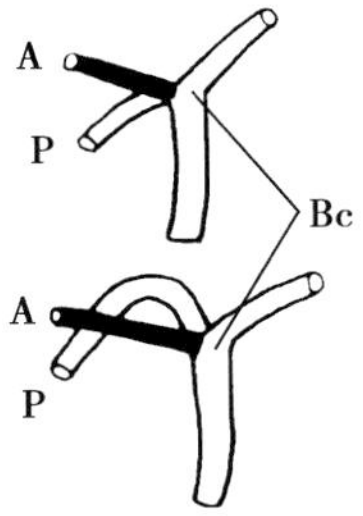	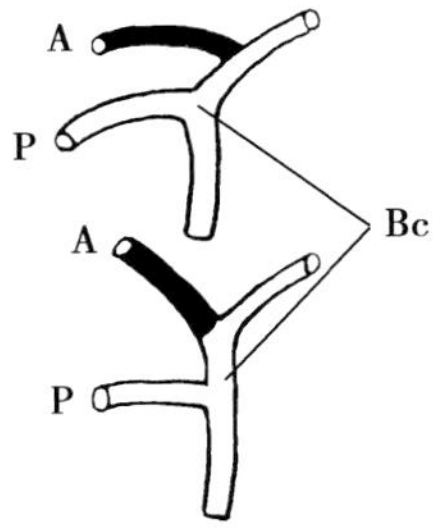
Healey（1953）[4]（n=96）	72.0%	22.0%	—	6.0%
Couinaud（1981）[1]（n=102）	53.3%	24.3%	14.0%	8.4%
Kida（1987）[6]（n=104）	71.2%	8.7%	11.5%	8.6%
Ishiyama（1999）[7]（n=41）	58.5%	26.9%	7.3%	7.3%

图 6.4 根据肝铸型模型分析得出的右肝管解剖学变异和发生率。*A*,前扇区的分支;*P*,后扇区的分支;*Bc*,肝管汇合处

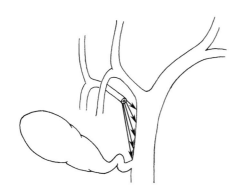

图 6.5 右肝管汇入处下移

大提高。

6.3.2.2 三叉型肝管

当进行右半肝切除术,左半肝切除术,肝右前区切除术,肝右后区切除术,肝右三区切除术或肝左三区切除术时,如果在横断部位没有保留正常的胆管安全边界,那么容易在胆管三叉部发生狭窄。离断胆管树时在距胆管汇合处至少有 1cm 的安全边界通常是安全的。

6.3.2.3 汇入左肝管的前扇区或后扇区分支

有 20% 的患者,其右后扇区肝管汇入左肝管;有 6% 的患者,其右前扇区肝管汇入左肝管。在这两种情况下,右肝管均未汇入左肝管,一种情况是汇入肝中界面左侧,另一种情况是汇入肝中界面。肝右扇区肝管在肝中界面左侧汇入左肝管,则在行左半肝切除术时有发生损伤的危险。因此,在行左半肝切除术时,应在脐裂附近离断左肝管,以避免损伤肝右叶肝管。如果在右肝管和左肝管正常汇合处离断左肝管,就会损伤肝右叶肝管(图 6.7)。行左半肝切除术时,

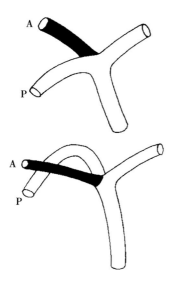

图 6.6 三叉型肝管。A= 右前扇区分支；P= 右后扇区分支

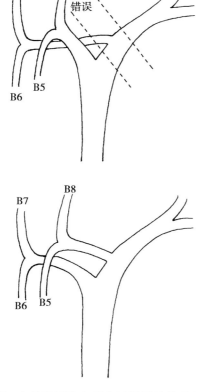

图 6.7 右前扇区和右后扇区肝管的单独入口（无右肝管）

术中行经胆囊管胆道造影发现这一变异是非常好的做法。请注意，虽然有这些变异存在，行右半肝切除术仍然是安全的。

6.4 引流左半肝的胆管的变异

左肝管的肝外段比右肝管要长，正常情况下，左肝管在肝外的长度是 2~3cm。

左肝管常见型，如图 6.8A 所示，它仅出现在 30% 的个体中。因此，在大多数个体中均存在变异。

2 段和 3 段的肝管（分别为 B2 和 B3）汇合成左外区肝管。此肝管在门静脉脐部后方穿行，与肝 4 段的胆管（B4）汇合，B4 也称为左内区肝管。这些胆管汇合成左肝管，出现在脐裂和左右肝管汇合处之间三分之一的距离处。

与外科有关的重要的左肝管变异主要包括：B4 段汇合处的变异（图 6.8B），B4 段有多个胆管（图 6.8C），B3 和 B4 汇合后再与 B2 汇合（图 6.8D）。B4 可能在常见的汇合点的左侧或右侧汇入左外区肝管（图 6.8B）。在前述的情况中，汇合处可能在左外区肝管与右肝管结合处上方常见部位右侧的任何地方。根据 Couinaud 的观点，后一种情况只出现在 8% 的个体中，没有左肝管，反之，右肝管和两根左侧肝管（B4 段肝管和左外区肝管）汇合形成肝总管。

左肝管最常见的变异有：1 型，B2 通常与 B3 汇合，B4 汇入左肝管；2 型，B4，B3 和 B2 通常汇入同一处；3 型，B4 通常与 B3 汇合（图 6.9）。

左肝管以不同的角度走行。在有些个体，它几乎是水平的，而在其他个体，它可能垂直向上走行。在前一种类型中胆管较长的走行更容易显露一些。

41

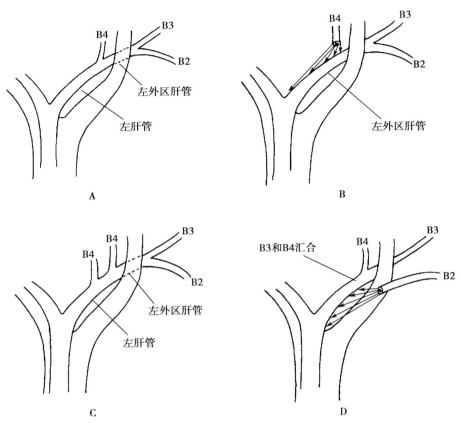

图 6.8　左肝管形成的变异。A. 常见型；B. B4 段汇入部位移向左侧 / 右侧；C. 多个胆管引流 B4；D. B3 和 B4 汇合后再与 B2 汇合

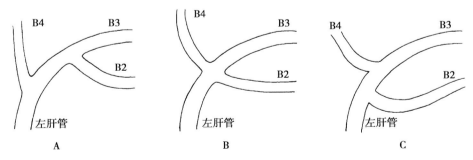

图 6.9　左肝管解剖学上的常见变异。A. B2 与 B3 的常见汇合 1 型；B. B2、B3、B4 的常见汇合 2 型；C. B3 与 B4 的常见汇合 3 型

前扇区门静脉解剖学变异	门静脉右支存在	门静脉右支缺如	
	常见型	3 叉型	前扇区静脉汇入门静脉左支型
	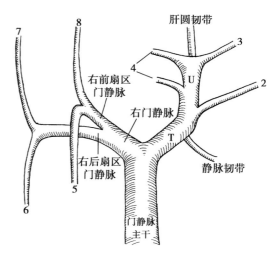		
Couinaud (1981)[1] （n=111）	83.5%	7.7%	8.8%
Kumon (1985)[13] （n=23）	73.9%	8.7%	17.4%
Kida (1987)[6] （n=104）	79.8%	11.5%	8.7%

图 6.10　门静脉右支的解剖学变异和发生率（分析肝铸型模型得出）。*A*, 右前扇区分支；*P*, 右后扇区分支

引流尾状叶的胆管的常见模式已经在第 3 章详尽的描述过了。

6.5 肝门区门静脉分支的解剖变异

由于在妊娠的早期门静脉即开始发育，所以门静脉的主要分支中很少出现变异。3 位研究人员的报告说明了三种肝门区门静脉分支的模式（图 6.10）：

Kida 等人报道，胆道系统的解剖学变异大多（81%）与门静脉的解剖学变异有关。

6.6 门静脉和肝切除

门静脉和肝静脉是如何将肝脏划分为半肝，肝区 / 扇区以及肝段的，已经在第 2 章中详尽的描述过了。在右肝，门静脉的划分与肝动脉和胆管有精确的对应关系。在左肝，胆管系统分段法与门静脉分段法不同。左门静脉包括横部和脐部。横部仅向

肝 4 段发出很小的分支，向 1 段发出 1 到 2 个分支。所有到左肝的门静脉大分支均从静脉韧带附着处的远端分出，如：从门静脉脐部分出（图 6.11）。

门静脉脐部有其独特的分支方式。此方式与空调的管道相似，即从其双侧呈直角发出分支供应房间（肝段）。在右侧通常有

图 6.11　门静脉及其肝内分支。*U*, 左门静脉脐部；*T*, 左门静脉横部

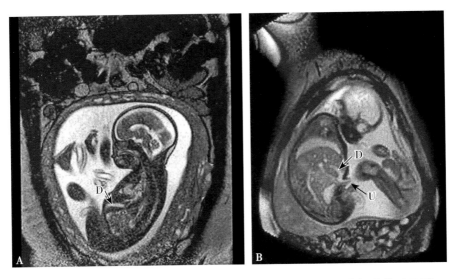

图 6.12　A.磁共振成像显示了 25 周胎儿的静脉导管（D）；B.磁共振成像显示了 35 周胎儿的静脉导管（D）和脐静脉（U）

数个分支供应肝 4 段。在左侧通常仅有一个分支到肝 2 段，但是有数个分支到肝 3 段。左门静脉在肝脏游离缘汇入肝圆韧带处终止（图 6.11）。左门静脉脐部此种独特结构的解释是，它适合两种功能：在子宫内时，它作为脐静脉和静脉导管之间的通路（图 6.12），这条通路的血流是朝向静脉导管的

（图 6.13）；在成年后，它作为门静脉供应左肝的通路，其血流方向与静脉韧带的血流方向相反，而朝向肝圆韧带（图 6.14，6.15）。正是由于这一原因，门静脉脐部才像一个空调管道。还因为左肝的分支模式在结构上与右

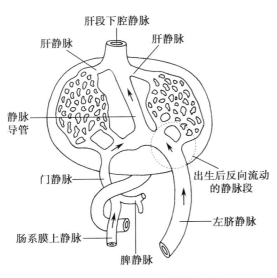

图 6.13　子宫中的门静脉血流

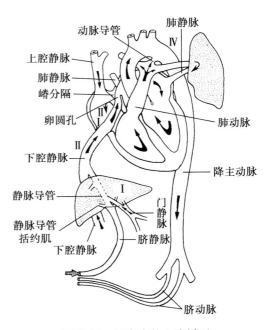

图 6.14　子宫中的血液循环

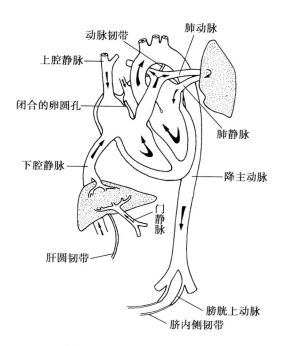

图 6.15　出生后的血液循环

肝的分支模式有很大不同，所以我们在左肝用"扇区"和"区"两个不同的术语来描述，而在右肝这两个术语的意思是等同的。

在门静脉系统中的变异是不常见的。最常见的是右前扇区静脉汇入门静脉左支（见 6.5 章），而右后扇区静脉独自从门静脉主干发出。此种情况下，前扇区静脉通常在肝门的位置会很高，不易显露，在右半肝切除术时有可能将后扇区静脉当成右门静脉，在横断肝脏时又发现前扇区门静脉来自左门静脉。在左半肝切除术时，前扇区门静脉可能会在不经意间被损伤，而导致肝 5 段和 8 段的缺血。

另外一个不是很常见的门静脉变异是，在肝门处右前扇区静脉，右后扇区静脉和门静脉左支分成三叉。为了避免肝脏横断后，门静脉发生继发狭窄，在横断平面必须留出至少 1cm 的安全边界。一个少见但可能有潜在危险的变异是门静脉左支肝外段的缺

如（图 6.16）。在此种情况下，右门静脉实际上是门静脉主干，它进入肝脏，分出右侧的静脉，而后在肝实质内回转向后供应左侧肝脏。此静脉按其位置看起来像右门静脉，但是更粗大一些。横断门静脉右干的结果是所有的门静脉均与肝脏失去了联系。在行计算机断层扫描（CT）检查时，应寻找此变异，因为如果变异存在的话，通常不能进行右半肝切除术。在 CT 上鉴别肝圆韧带裂中的门静脉脐部，可以排除这个问题的存在。请注意，左半肝切除术在此变异存在时是可以进行的。

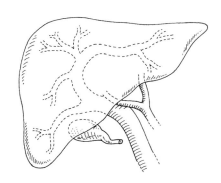

图 6.16　门静脉左支的肝外部缺如

6.7 肝门区肝动脉分支的解剖学变异

从胚胎学上，肝动脉在妊娠期发育较晚，因此在较大比例的人群中（33%~45%）可以发现变异。肝动脉的变异有十余种，包括副肝动脉或替代动脉。除了出现副肝动脉之外，肝动脉在肝门区的分支类型可以分成以下几类（图 6.17）：

分析肝动脉和门静脉以及肝管分支之间的解剖学关系表明，在 76% 的人群，肝动脉走行在肝管的背侧，在 24% 的人群，肝动脉有时走行在肝管的腹侧。另外，有 9% 的

	常见型	由肠系膜上动脉发出肝右动脉	由胃左动脉发出肝左动脉	由肠系膜上动脉发出肝总动脉
	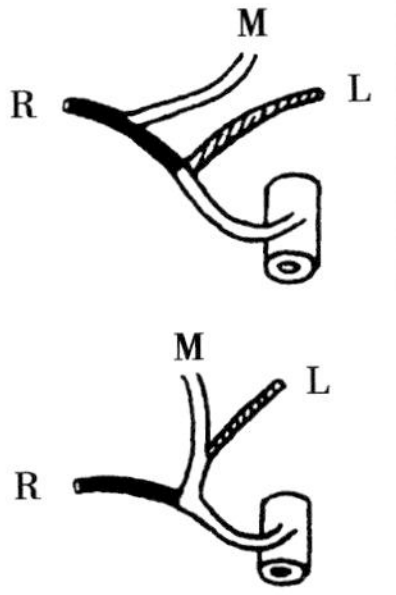	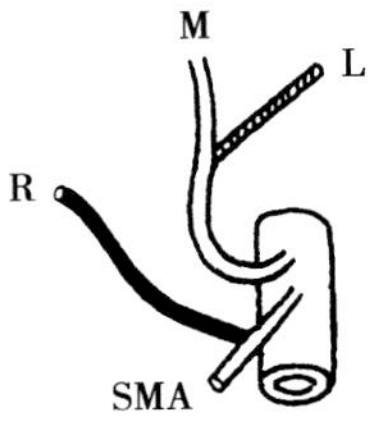	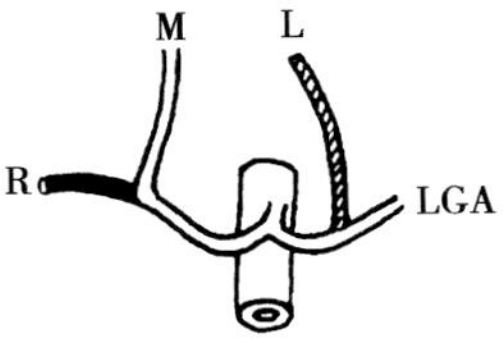	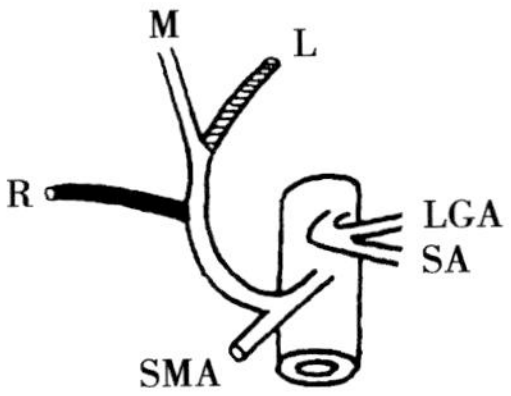
Michels (1966)[15] (n=200)	71.0%	13.0%	11.0%	5.0%
Suzuki (1982)[16] (n=100)	72.0%	14.0%	12.0%	2.0%

图 6.17 除副肝动脉之外的主肝动脉的解剖学变异。*R*,肝右动脉;*M*,肝中动脉;*L*,肝左动脉;*SMA*,肠系膜上动脉;*LGA*,胃左动脉;*SA*,脾动脉

人群,肝右动脉走行在门静脉的背侧,这就需要在手术解剖过程中,对肝门区血管和肝管的解剖特别关注。

6.8 肝圆韧带裂和肝切除术

门静脉脐部走行在肝圆韧带裂中。切除肝 2 段和 3 段(左外侧区切除术)时,肝脏需在距脐裂左侧 5mm 处横断。需要多加小心,避免损伤门静脉左支脐部,否则会切断肝 2 段,3 段和 4 段的门静脉血供。对于已侵及脐裂的肿瘤,解剖脐裂,分离并保护门静脉脐部以及肝 4 段的门静脉分支,这样可以保证额外的边缘。

切除肝 4b 段,以及肝 2 段,3 段和 4b 段联合切除时进入脐裂的入路,在前面已经讨论过了(见 6.2 章节)。

6.9 肝圆韧带和肝脏手术

出生后,左脐静脉退化成为一根纤维条索,称为肝圆韧带。肝圆韧带从脐部向上走行至肝脏下表面,在脐部正中平面起始,然后稍向右倾斜,并从腹前壁处稍向后倾斜。它在向上走行的过程中,腹前壁和膈肌下表面形成了三角形的腹膜皱褶,称为肝镰状韧带。在到达肝脏下表面之后,肝圆韧带进入肝圆韧带裂中。它被纤维条带或肝脏组织部分或全部跨越。肝圆韧带止于门静脉左支末端肝 3 段和 4 段分支发生部。

肝圆韧带的手术学重要性有:

(1)胚胎学起源;

(2)解剖肝 3 段胆管的肝圆韧带入路(见章节 4.4);

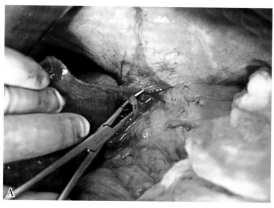
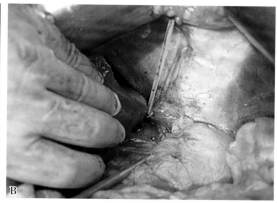

图 6.18　A. 解剖并分离静脉韧带末端在中肝静脉和左肝静脉共干附近的结构。注意解剖步骤游离了共干的左侧和后部；B. 在向后钝性解剖了共干的右侧之后，中肝静脉和左肝静脉的共干可以套带

（3）与静脉韧带一起形成肝左外区和左内区的分界（见第二章）；

（4）肝圆韧带裂中有门静脉左支脐部走行；

（5）在肝硬化或者门静脉发生阻塞或血栓栓塞时，走行在肝圆韧带中的静脉与腹壁上静脉相交通而发生扩张，形成海蛇头，这是一种静脉曲张状态，静脉从脐部呈放射状分布。

6.10　静脉韧带和肝脏手术

静脉韧带是静脉导管的纤维残迹。它从门静脉左支横部和脐部转接处走行至肝中静脉和肝左静脉共干汇入下腔静脉处。在它的行程中，静脉韧带从前面跨过尾状叶。

静脉韧带的手术学重要性：

（1）胚胎学起源；

（2）与肝圆韧带一起形成肝左外区和左内区的分界（见第二章）；

（3）它将尾状叶分成 Spiegelian 叶和腔静脉旁部 / 尾状突（见第三章）；

（4）它标记了门静脉左支横部与脐部的

分界。门静脉左支横部在肝 4 段和 1 段仅有细小的分支，而脐部在肝 2、3、4 段均有较大的分支。

（5）通过跟踪和分离静脉韧带在肝中静脉和肝左静脉共干附近的末端，并且在肝右静脉和肝左静脉之间的沟内解剖共干后（见第八章），可以轻易绕以吊带（图 6.18）。

（6）肝左静脉在走行于肝 2 段和 3 段之前，其起始部走行在静脉韧带沟中。

6.11　延伸阅读

1. Jamieson G，Launois B. Liver resections and liver transplantation：the anatomy of the liver and associated structures. In：The Anatomy of General Surgical Operations，Ed. Jamieson GG，Ilsevier Edinburgh，2006，Chapter 2，8-23.

2. Scheele J，Stangl R. Segment-orientated anatomical live resections. In：Surgery of the Liver and Biliary Tract. Editors：Blumgart L，Fong Y，WB Saunders，London，3rd ed. 2000. Chapter 86，pp 1743-1763.

3. Strasberg SM. Liver Terminology and Anatomy. In：Hepatocellular Carcinoma. Editor：Lau WY. World Scientific Singapore 2008，Chapter 2，pp 25-50.

第七章
腹部下腔静脉及其肾平面以上属支的解剖

7.1 表面标志

下腔静脉是由左右髂总静脉在右侧髂总动脉后方汇合而成。与腹壁相对应的点在正中平面与经脐平面交汇处右侧 2.5cm 处。下腔静脉宽约 2.5cm，其向头侧走行，在距剑突胸骨关节右侧 2.5cm 处终止。这一点与下腔静脉穿过膈肌韧带以及心包进入右心房的后下部分相对应。

7.2 腹部下腔静脉及其肾平面以上属支

除了在其进入右心房处有残存的瓣膜外，下腔静脉没有瓣膜。

腹部下腔静脉与肝脏手术相关的部分是其位于双侧肾静脉汇入下腔静脉以上的部分(图 7.1)。为了简单描述，汇入下腔静脉这一部分的静脉属支可以分为 4 组：

(1) 肝上组；

(2) 肝组(肝静脉汇合部)；

(3) 肝后组；有引流尾状叶的静脉；

(4) 肝下组。

7.2.1 肝上组

右侧膈下静脉引流右侧膈肌的下表

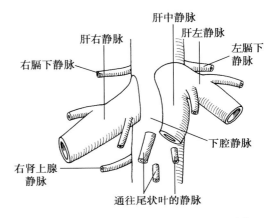

图 7.1　腹部下腔静脉及其肾平面以上属支

面。它通常在肝右静脉入口处上方汇入下腔静脉。左侧膈下静脉通常有两根，后支汇入左肾上腺静脉或左肾静脉。其前支通常穿过食管裂孔前方而汇入下腔静脉或肝左静脉。

使用钳子或吊带控制肝上下腔静脉，在解剖时应注意避免损伤这些下腔静脉的属支。这些血管如果离解剖平面太近的话，可以对其进行缝扎而使其闭合。

7.2.2 肝静脉

有三支肝静脉，分别是肝右静脉，肝中静脉和肝左静脉。这些静脉常见的分布模式和变异将在此章的后面有详尽的讨论(见 7.3、7.4 和 7.5 章节)。

7.2.3 肝后组

尾状叶的静脉引流在 3.3 章已经有了详尽的讨论。

7.2.4 肝下组

右侧和左侧肾上腺静脉均从肾上腺门离开。右侧肾上腺静脉很短，汇入下腔静脉的后方。左侧肾上腺静脉沿肾上腺内侧下行，汇入左肾静脉。

在肝脏手术时，即使从肝上和肝下的肾静脉上方横向钳夹住下腔静脉，如果没有结扎右侧肾上腺静脉，在切开下腔静脉时仍然会有失血。出血来自右肾上腺动脉，通过右

肾上腺，然后注入右肾上腺静脉而汇入下腔静脉。由于左肾上腺静脉汇入左肾静脉，不需结扎左肾上腺静脉。同样的，如果将肝上钳置于右膈下和左膈下静脉起源上方处的下腔静脉，在切开下腔静脉之前，应先闭合这些膈下静脉。

7.3 肝静脉的常见分布模式

肝右静脉起始于右肝接近前下角处，其行程较长，大致在肝冠状面走行。它走行在肝右前区和右后区的区间平面内，通常接受肝 6 段和 7 段所有的静脉引流，以及部分肝 5 段和 8 段的静脉引流。在邻近终末处几

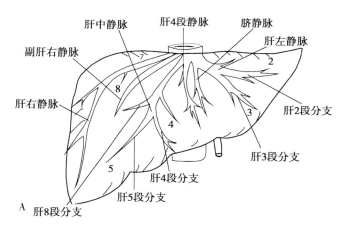

图 7.2　A. 肝静脉(有些静脉在部分患者中可能不存在)；B，C. 电脑断层造影静脉显影显示肝静脉

RHV= 肝右静脉；MHV= 肝中静脉；LHV= 肝左静脉；Sg 4V=4 段静脉；UV= 脐静脉

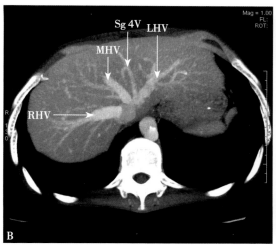

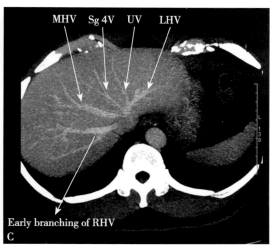

乎呈水平走行。它在约与尾状叶上极相同水平处注入下腔静脉,这一水平比肝中静脉和肝左静脉主干汇入下腔静脉处略低几毫米。它可能接收尾状叶上部非常小的属支。在右肝静脉肝外分离时,应首先分离肝下腔静脉韧带(见章节3.5)。

肝中静脉由两条静脉汇合而成。引流肝4段的肝中静脉分支行程较长,纤细,呈矢状位,从肝中静脉左侧注入。引流肝5段的静脉从其右侧注入。在25%的病例,有相当一部分肝6段的静脉引流汇入肝中静脉。肝中静脉走行在肝脏的正中平面内,接受右肝和左肝的部分静脉引流。肝8段中的静脉属支较大,它通常横向走行汇入肝中静脉的右侧。

肝中静脉仅在3%~15%的病例以一条主干汇入下腔静脉。在大多数病例,它与肝左静脉一起形成了一条共干。这条共干长度通常不超过5mm,但可能在肝中静脉和肝左静脉之间有一共享壁。因此,手术准则是仅有两支主要的肝静脉汇入下腔静脉——肝右静脉和肝中静脉与肝左静脉汇成的共干。在肝外解剖肝中静脉和肝左静脉的任何尝试都是危险的,因为分离时损伤共干会导致猛烈的出血。

肝左静脉引流肝2段和3段的血液。它行走在2段和3段之间的段间平面内。而后,它行走于静脉韧带裂的后部,此裂形成了肝4段以及肝2段和3段的区间平面的一部分。肝左静脉位于此裂偏头侧2cm处,分隔了肝4段和肝2段,并组成了肝后缘的一部分。在这一水平,静脉仅被左三角韧带的结缔组织所覆盖。此静脉而后横行向后至腔静脉左方,与肝1段的上缘相延续。它终止于下腔静脉,在终止前通常与肝中静脉一起形成共干。静脉韧带通常附着

于此共干。在此点对静脉韧带的分离使共干的后方附着点游离,并且使分离共干的肝外部在技术上变得更容易(见6.10章节)。

肝左静脉接受肝内两根主要属支,一根行走在肝圆韧带裂中的脐静脉,引流部分肝4段和3段。此静脉不恒定,仅出现在少于60%的病例中。另外一根静脉,称为副肝4段静脉,有些作者称其为肝4段静脉,有57.5%的病例此静脉汇入肝左静脉。请清楚区分肝4段静脉与肝中静脉的肝4段分支,这是两条不同的静脉(图7.2A)。区分门静脉左支脐部和脐静脉是十分重要的,后者是肝左静脉的属支,通常引流左外叶以及部分肝4段。区分胎儿时期存在,出生后闭塞成为肝圆韧带的脐静脉与肝左静脉属支的脐静脉也是十分重要的。

7.4 肝右静脉及其变异

肝右静脉的常见分支类型是一个主干和若干小的属支,引流肝6段和7段,以及部分5段和8段(图7.3)。

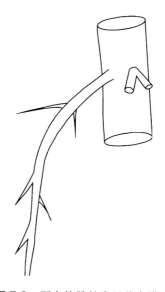

图7.3 肝右静脉的常见分布模式

少见的情况是,肝右静脉仅有一短干,并在后方有一属支,引流肝 6 段和 7 段,有一前方属支引流部分 5 段和 8 段(图 7.4)。

在如下三种变异存在时,肝右静脉可能较细,它可能仅引流肝 7 段的全部,6 段和 8 段的一部分。

(a) 细小的肝右静脉伴有粗大的肝中静脉所代偿(图 7.5a);

(b) 细小的肝右静脉伴有一较粗大的直接汇入下腔静脉发出的右后下静脉;这发生在约 15% 的病例(图 7.5b)。

(c) 伴有一支细小的副肝右静脉(也称为肝背静脉),直接注入下腔静脉(图 7.5c)。

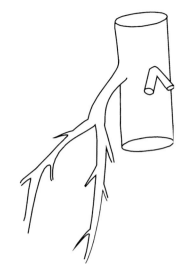

图 7.4　肝右静脉及其较早分出的属支的变异

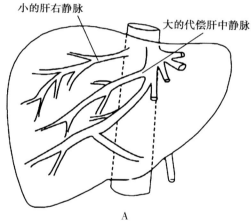

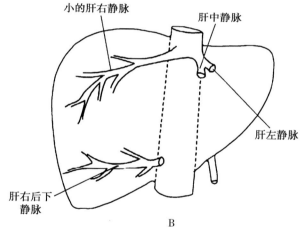

图 7.5　肝右静脉的其他变异。A. 肝右静脉是一小支,由发育良好的肝中静脉所代偿;B. 肝右静脉是一小支,以及大的肝右后下静脉;C. 肝右静脉是一小支,以及副肝右静脉

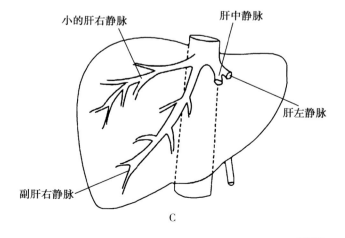

在这三种变异中,结扎肝右静脉不会导致肝 6 段的静脉淤血。因此,当这些变异存在时,独立切除肝 7 段可以与肝右静脉切除一起进行。

7.5 肝中/肝左静脉共干及其变异

肝中静脉和肝左静脉共干的常见分布模式是共干朝向右方(图 7.6)。

在极少数的病例,共干是朝向左侧的(图 7.7),或共干完全缺如(图 7.8)。在后一

种情况,肝中静脉和肝左静脉以倒 V 型模式汇入下腔静脉。

7.6 肝 4 段的静脉引流及其变异

肝 4 段头侧(背侧或后侧)部分(称为 4a 段),静脉引流主要有一支肝短静脉或直接引流入肝中静脉和(或)肝左静脉。如前面第 2 章中所述,4a 段较小,它仅占肝 4 段的 20%(根据 1957 年 Couinaud 的研究结果)。有些作者认为方叶就是肝 4b 段,由一根行程较长,管壁较薄,呈矢状位走行的静脉引流,最终以常见的模式汇入肝中静脉左侧。此静脉称为肝 4 段静脉或被一些作者称为副肝 4 段静脉。此肝 4 段静脉可以汇入肝中静脉(最常见的情况);汇入肝中/肝左静脉共干;汇入肝左静脉或者直接汇入下腔静脉(图 7.9)。

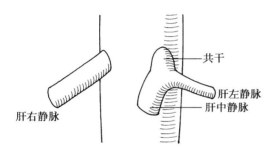

图 7.6 肝中静脉和肝左静脉共干的常见分支类型

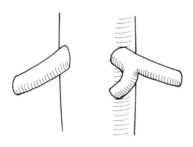

图 7.7 肝中静脉和肝左静脉共干朝向左侧的变异

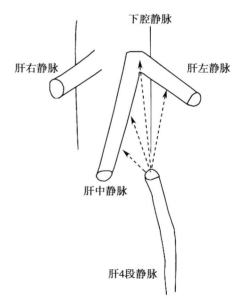

图 7.9 肝 4 段静脉及其变异

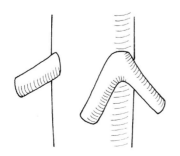

图 7.8 肝中静脉和肝左静脉共干呈倒 V 型变异

7.7 下腔静脉的肾和肾平面以下属支

对于肝脏手术而言,要在肾静脉上方横向钳夹肝下下腔静脉。在右肾上腺静脉下方,下腔静脉通常没有大的属支,可以在此处安全的横向钳夹。

7.7.1 肾静脉

肾静脉在与下腔静脉成45°角至直角汇入,左肾静脉通常比右肾静脉高1~2cm。右肾静脉长约2cm,比左肾静脉要短的多,左肾静脉横穿过主动脉前方,到达左肾。左肾静脉接受上方的左肾上腺静脉以及下方的左性腺静脉。左肾静脉在脾静脉下方及后方数厘米,在肝硬化和门静脉高压需行分路手术的患者中通常在两根静脉之间有一厚层纤维血管组织。

7.7.2 右性腺静脉

在右侧,性腺静脉在右肾静脉下方汇入下腔静脉。

7.7.3 腰静脉

通常有4对腰静脉,但是只有尾侧的第

三和第四对有规律的汇入下腔静脉的后方。腰静脉的手术学意义是,有两根左侧的静脉穿过主动脉后方,在对这一区域进行分离解剖时有一定的风险。在进行腰交感神经切除术时,当把下腔静脉拉向前方时,右侧的腰静脉很容易受损伤。第二对腰静脉可能在肾静脉水平汇入下腔静脉,但就像第一对腰静脉一样,它经常汇入腰升静脉或腰部的奇静脉。

7.8 延伸阅读

1. Broelsch CE, Kremer K, Liidinghausen M von Leber. In: Chirurgische Operationslehre, Bd. 5（Hrsg: K Kremer, W Lierse, W Platzer, HW Schreiber, S Weller）, Thieme, Stuttgart, New York 1993, S. 76ff.

2. Scheuerlein H, Köckerling F. The Anatomy of the Liver. In: Liver Surgery, Operative Techniques and Avoidance of Complications. J.A. Barth, Heidelberg. 2001, pp 9-38.

3. Bismuth H. Surgical Anatomy and Anatomical Surgery of the Liver. In: Blumgart LH（Hrsg）. Surgery of the Liver and Biliary Tract, Vol. 1, Churchill Livingstone, Edinburgh 1988, S 1ff.

第八章
右 / 左半肝切除的五个重要解剖结构

8.1 解剖及外科手术

外科手术的实施要基于可靠的解剖基础，没有解剖，就没有外科手术。肝脏外科学也不例外。有几种解剖结构与肝脏外科手术特别相关。正确的应用这些解剖结构知识，不仅使外科医生更安全更容易的进行肝脏手术，而且可以使外科医生去设计新的手术入路和新的手术操作。

8.2 在右 / 左半肝切除的五个重要解剖结构

这五个重要解剖结构为：

（Ⅰ）肝静脉间窝（Hepatic intervenous fossa）（国内亦称腔静脉窝）

（Ⅱ）肝腔静脉韧带（Hepato-caval ligament）（国内亦称腔静脉韧带）

（Ⅲ）静脉韧带（Ligamentum venosum）

（Ⅳ）肝门板（Hepatic hilar plate）

（Ⅴ）肝短静脉（Short hepatic veins）（国内亦称第三肝门）

右半肝或左半肝切除是最基础类型的解剖性肝切除。除了肝左外区切除，这两种解剖性肝切除是最容易也是最常见的肝切除手术。实施右半肝或左半肝切除，或左外

区切除，都不需要有 Couinaud's 肝段分法的知识。

8.2.1（Ⅰ）肝静脉间窝（Hepatic intervenous fossa）

肝静脉间窝在镰状韧带返折至膈肌的返折处。其前方被冠状韧带覆盖，位于右肝静脉及左中共干静脉之间，其后方是下腔静脉（图 8.1）。

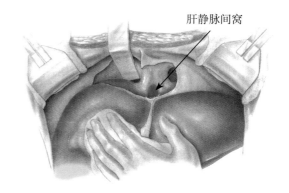

肝静脉间窝

图 8.1　肝静脉间窝

肝静脉以比较轻微的角度由前至后汇入下腔静脉，这些静脉形成两边的隆起，在隆起之间有轻微的凹陷，这区域我们就称之为肝静脉间窝。在解剖分离前，这个窝内为结缔组织（图 8.2）。

分离解剖出这些结缔组织后看到在肝静脉间窝之下的解剖结构称为肝静脉间间

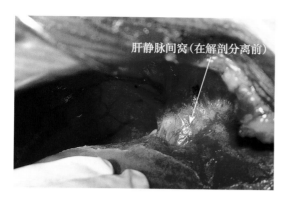

图8.2　在分离解剖前的肝干静脉间窝

隙。这个裂隙大约1.5~2cm长,1.5cm宽。它位于右肝静脉与左中共干静脉之间,其前方是肝脏的Ⅷ段,后方是下腔静脉前壁。内部有中等密度的结缔组织,这就是在肝后壁和下腔静脉前壁间的疏松的结缔组织。

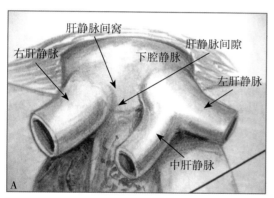

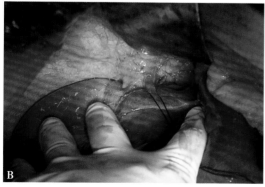

图8.3　A.肝静脉间窝及间隙;B.解剖后肝静脉间窝及间隙(吊带悬吊肝中/左静脉共干)

8.2.2 肝静脉间窝和肝静脉间间隙的分离

在分离出冠状韧带后就可以看到肝静脉间窝了。窝内的中等密度结缔组织可通过锐性和钝性组合分离。然后通过示指在间隙内进行钝性分离,并向下推进。这在技术上是可行的,因为在窝内或间隙内结缔组织没有血管。在使用示指向下推进时应该轻柔,指尖应该紧靠着前面滑向肝脏的后方。这种方法是安全可靠的,使用得当不会导致下腔静脉的撕裂。当指尖到达疏松结缔组织,会有突破感,这时候分离就完成了(图8.4)。

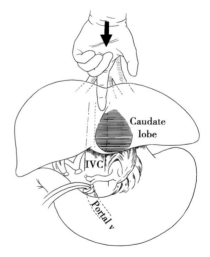

图8.4　窝和间隙的钝性分离。示指对窝和间隙的钝性分离

8.2.2.1 临床应用

(1)背驮式肝移植中,在受体中可以通过这种方式轻松分离右肝静脉与左中共干肝静脉(图8.5)。

(2)这种方式还可用于选择性肝血管出流的阻断,如对右肝静脉的阻断,或对左中共干肝静脉的阻断,可通过如下方式:

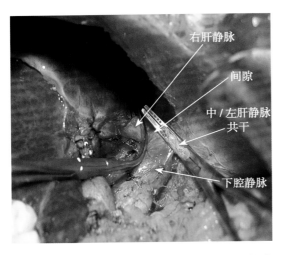

右肝静脉

间隙

中 / 左肝静脉
共干

下腔静脉

图 8.5　在背驼式肝移植的受体中, 分离右肝静脉
与左中共干肝静脉

（a）血管钳（图 8.6A）

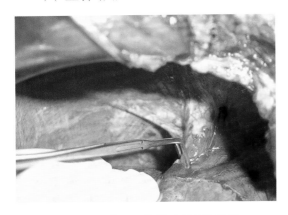

图 8.6A　使用血管钳阻断右肝静脉

（b）悬吊法（图 8.6B）

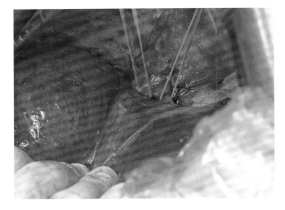

图 8.6B　吊带分别吊起右肝静脉和左中共干肝静脉

（3）使用 Belghiti 肝脏悬吊法进行肝切
除（图 8.7）

8.3 (II) 肝腔静脉韧带

具体的解剖见 3.5 章节

日本外科医生把这韧带命名为马库奇韧
带（Makuuchi ligament）。虽然马库奇教授不
是第一个描述这个韧带的人, 但他第一个提出
此韧带在鉴定和分离右肝静脉中的重要应用。

8.3.1 肝腔静脉韧带在临床中的重
要性

对于肝外分离、游离和控制右肝静脉,
最安全的方法是:首先分离肝静脉间窝和间
隙,后分离右肝静脉的前面和内侧面(见章
8.2)。然后分离和离断右肝静脉侧面和下
面的肝腔静脉韧带,最后一步是分离下腔静
脉前壁和右肝静脉,并在右肝静脉放置悬吊
线。同时离断右侧下腔静脉上多处肝短静
脉,来辅助完成这最后一步(图 8.8)。

8.4 (III) 静脉韧带

具体解剖结构见章 3.1 章, 6.6 和 6.10 章。

静脉韧带又称为 Arantius 韧带, 它首先
被意大利解剖学家 Giulio C. Arantius（1530-
1589）发现。它保留了胎儿时的静脉导管(图
8.9)。人出生后,他被细小的纤维束代替,这
纤维束位于静脉韧带间隙内。在每个人中,
它的位置是固定的,它连接左门脉与左中共
干肝静脉的下方(图 8.10)。

8.4.1 静脉韧带的临床重要性

肝外分离、游离、和控制左中共干肝静
脉,最安全的方法是首先分离肝静脉间窝和

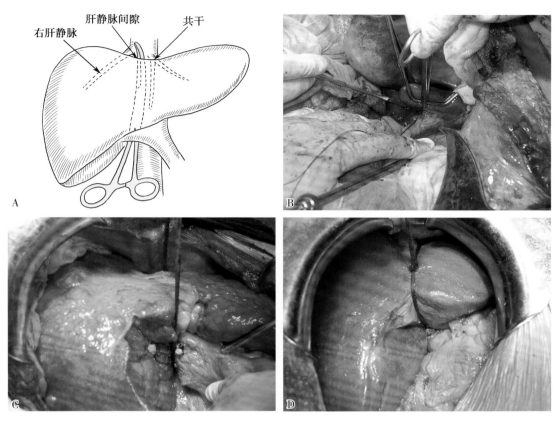

图 8.7　建立 Belghiti 通道及使用肝脏悬吊法。A. 通过分离钳建立一条通道；B. 建立通道；C. 悬吊；D. 使用 Belghiti 肝脏悬吊法进行肝切除

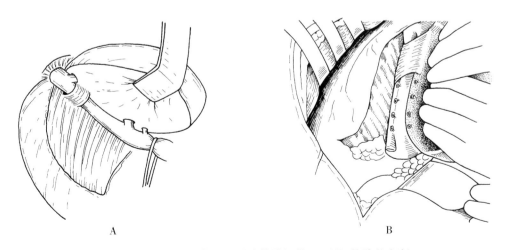

图 8.8　解剖右肝静脉。A. 肝腔静脉韧带；B. 肝短静脉的离断

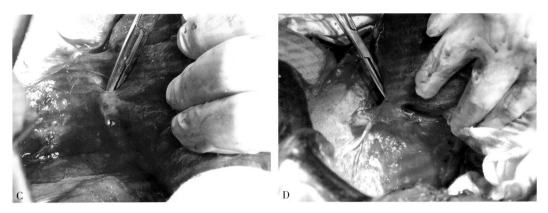

图 8.8（续） 解剖右肝静脉。C. 肝腔静脉韧带的分离；D. 肝静脉的游离

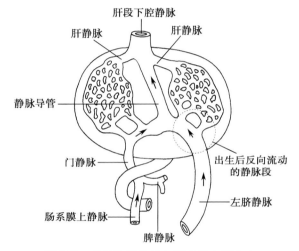

图 8.9 未出生婴儿的左脐静脉血流方向

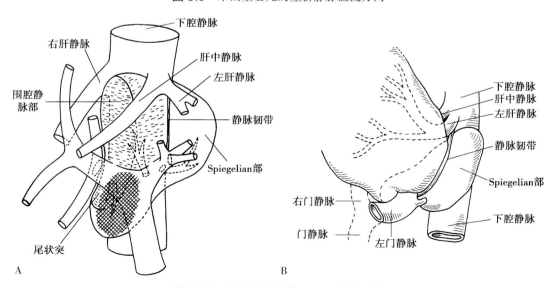

图 8.10 解剖静脉韧带。A、B 静脉韧带

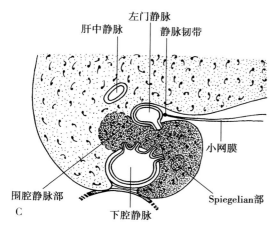

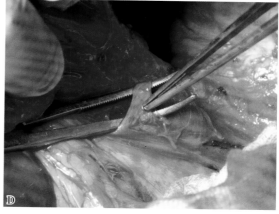

图 8.10（续）　解剖静脉韧带。C. 静脉韧带和小网膜的关系；D. 静脉韧带手术图片

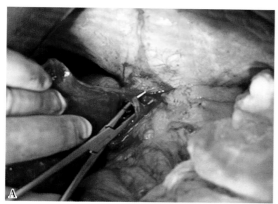

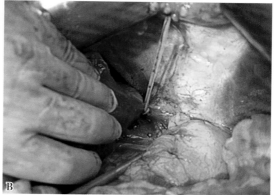

图 8.11　顺着静脉韧带，分离左中共干肝静脉

间裂，然后分离左中共干的上方和内侧方（见章 8.2）。分离左三角韧带来显露左肝静脉外侧。接下来从肝和小网膜分离出静脉韧带。分离静脉韧带时，上面部分被提起，向头侧进行分离，下面部分不分离。分离静脉韧带后就可快速分离左中共干肝静脉背侧部分了。在这些分离后，在左中共干放置血管钳，或带线悬吊就变得非常容易（图 8.11）。

控制肝外右肝静脉及左中共干肝静脉更简单的方法是，分离冠状韧带及左三角韧带，直至右肝静脉及左肝静脉边缘，分离解剖肝静脉间窝和间裂，使用两把血管钳分别控制右肝静脉及左中共干肝静脉（图 8.12）。

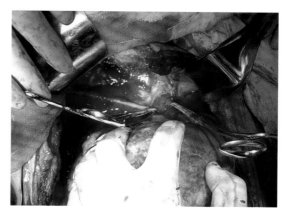

图 8.12　一种简单的方法，使用血管钳去肝外控制右肝静脉及左中共干静脉

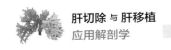
8.5 (Ⅳ)肝门板

具体的解剖描述见第 4 章。

肝脏的门板系统由 4 部分组成:肝门板,胆囊板,脐板和 Arantius 板(图 8.13)。

8.5.1 肝门板系统的临床应用

降低肝门板(图 8.14)。

(1) 在胆管阻塞时的肝外游离左肝管。

(2) 在降低肝门板后,右肝,或左肝,或右肝和左肝的肝蒂可以被游离出来(见章4.3)。这样便于右半肝或左半肝切除时的半肝血流控制(见第十三章)(图 8.15)。

8.6 (Ⅴ)肝短静脉

肝短静脉直接把肝脏背侧的血汇入下腔静脉。具体的解剖结构见章 3.3。

8.6.1 肝短静脉的解剖在临床中的应用

(1) 为了分离、游离和控制右肝静脉,我们已做描述:首先分离肝静脉间窝和间隙(见章 8.2),然后离断肝腔静脉韧带(章8.3)。沿着肝后下腔静脉右侧边缘分离和离断小肝静脉(肝短静脉)便可游离肝腔静脉韧带。

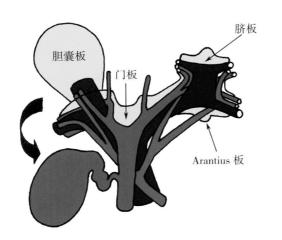

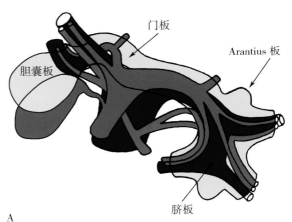

A

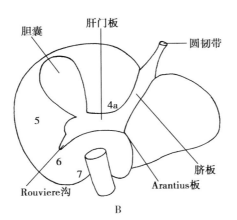

B

图 8.13　A.肝门板系统;
B.肝门板系统的 4 个部分

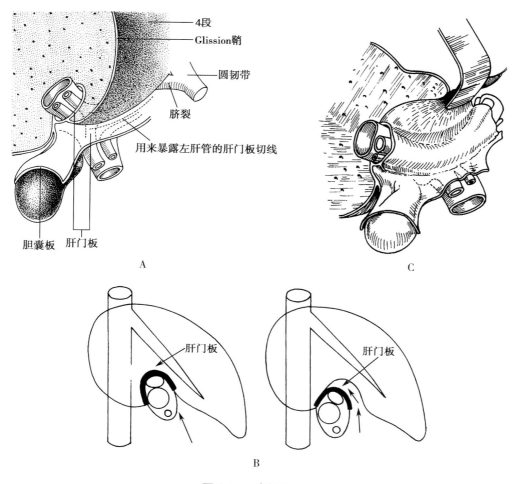

图 8.14　降低肝门板

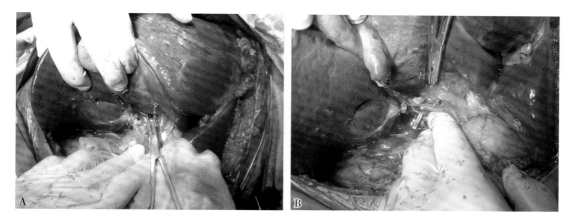

图 8.15　降低肝门板，解剖左、右肝蒂。A. 降低肝门板；B. 分离右肝蒂

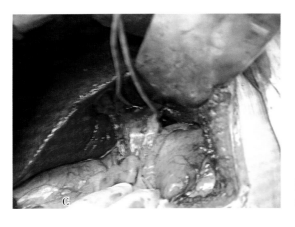

图 8.15(续) 降低肝门板,解剖左、右肝蒂。
C.悬吊左肝蒂

（2）肝短静脉顺着肝后下腔静脉右侧及
左侧缘引流肝脏背侧血流入下腔静脉。这
就很好的解释了为什么 Belghiti 肝悬吊技术
能通过肝短静脉之间的无血管区。

（3）在分离肝脏时,为了更好的暴露肝
脏,有时肝短静脉太多,如果其中一支被撕
断,出血将非常大。

（4）约有 10% 的患者,会有一支粗大的
肝右下静脉(图 8.17)。如果这支静脉被离
断,部分右肝(主要为 6 段)由于回流受阻
可导致充血。另一方面,在右肝切除术中,6
段通过保留右肝门脉和肝动脉为血流入道,
这支静脉为血流出道,而得以保留。

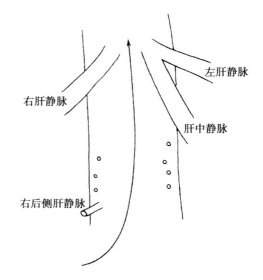

图 8.16 Belghiti 的无血管通道

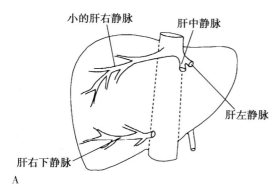

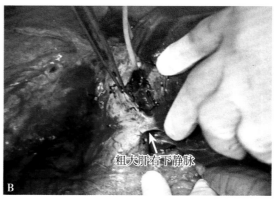

图 8.17 粗大肝右下静脉

8.7 总结

总之,适当的掌握着5个重要解剖结构,有助于医生实施安全更好的肝脏外科手术。

8.8 延伸阅读

1. Living Liver Resections and Liver Transplantation: The Anatomy of the Liver and Associated Structures. Jamieson Glyn, Launois B. In: The Anatomy of General Surgical Operation, Ed. Jamieson GG, Elsevier Churchill Livingstone, Edinburgh 2nd 2006. Chapter 2, pp 8-23.

2. Liver, Biliary & Pancreatic Surgery. Video Atlas. Ed. Blumgart LH. Elsevier Saunders, Philadelphia USA 2011.

第九章
肝移植的相关解剖

9.1 肝移植的种类

肝移植有多种分类方法。表9.1列出了关于肝移植的一种简单分类方法。

表9.1　肝移植的种类

肝移植的分类
供肝可为整肝或是部分肝
供肝的来源
尸体肝移植(脑死亡,心源性死亡)
  – 整肝移植
  – 减体积肝移植
  – 劈离式肝移植
活体肝移植(活体近亲肝移植,活体非近亲肝移植)
  – 扩大右半肝移植
  – 右半肝移植
  – 左半肝移植
  – 左外侧区移植
受体
原位肝移植
  – 常规肝移植技术
  – 背驮式肝移植技术
辅助肝移植
  – 原位辅助性肝移植
  – 临时辅助性肝移植
  – 异位辅助性肝移植
多米诺肝移植术(连续性肝移植术)
双供肝肝移植术

9.2 解剖结构的重建

在肝移植过程中,有四个重要的解剖结构需要进行重建,分别是:肝动脉,门静脉,胆总管及肝静脉(或是下腔静脉)。由于解剖变异常使肝移植术变得复杂,因此充分了解和掌握这四部分在肝内及肝外常见的解剖结构及相关解剖变异在肝移植术中是非常重要的。

9.3 整体肝移植(仅限于尸肝移植)

因为整个供肝均用来行肝移植术,因此上述四个重要解剖结构中的任何一个结构的肝内解剖变异对肝移植术均不会产生影响。然而,如果解剖变异发生在肝外,将会在不同程度上影响肝移植手术的进行,影响的程度取决于解剖变异发生的类型及位置。

9.3.1 整体肝移植的步骤(详见十九章)

整体肝移植的步骤如图9.1。主要包括肝静脉的重建(或是下腔静脉),门静脉的重建,肝总动脉重建以及胆总管的重建。

实际手术过程可见图9.2。

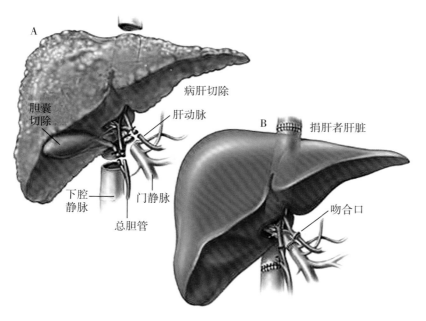

图 9.1　整体肝移植相关步骤的示意图

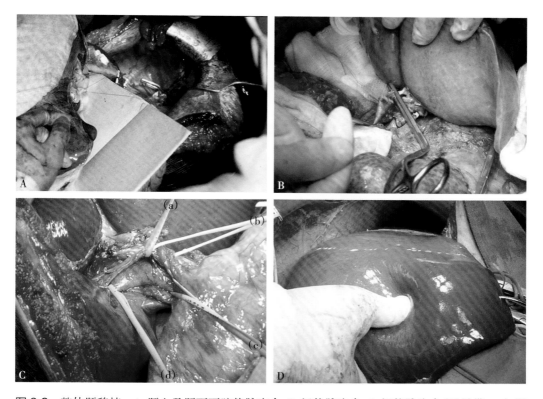

图 9.2　整体肝移植。A. 肝上及肝下下腔静脉吻合；B. 门静脉吻合；C. 门静脉吻合（悬吊带 c,d），肝动脉吻合（悬吊带 a）及胆管吻合（悬吊带 b）；D. 肝脏再灌注

9.4 最普通的解剖结构就是指个体中最为常见的解剖结构。不常见的解剖结构可视为解剖变异。

9.4.1 肝动脉系统

肝总动脉最常见的解剖走行如图9.3。然而,肝总动脉的肝外变异十分常见,常见的解剖变异可见图9.4。

记住这些解剖变异是非常困难的。从实用角度出发,这些解剖变异可以简化为以下两种类型:

(a) 肝总动脉起源变异(图9.4)

在肝总动脉起源发生解剖变异基础上进行的肝动脉重建与肝移植过程中最为常见的肝总动脉的重建是非常类似的。

(b) 左肝动脉及右肝动脉分别起源于两个不同的动脉(图9.6)。

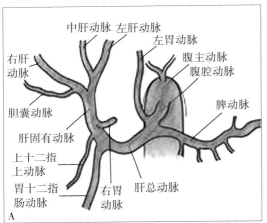

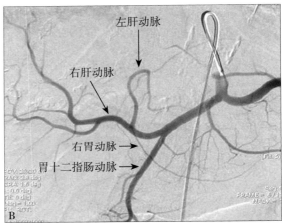

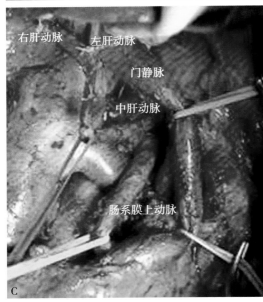

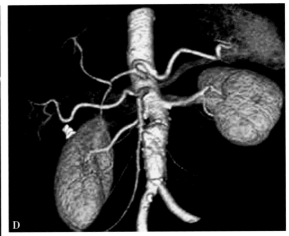

图9.3 肝动脉的肝外走行。A.示意图;B.血管造影图像;C.术中所见;D.肝动脉3D重建图像

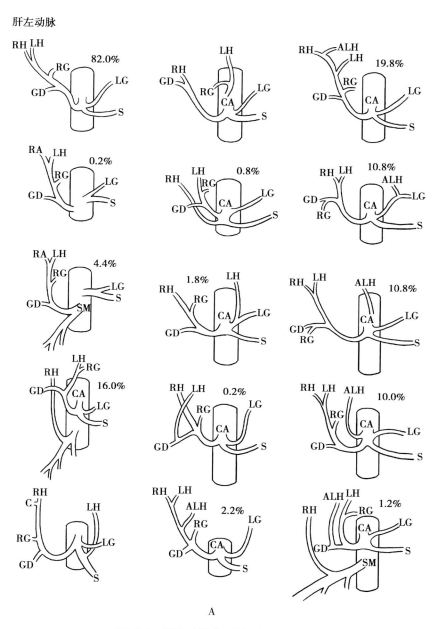

A

图 9.4　肝总动脉在肝外的解剖变异

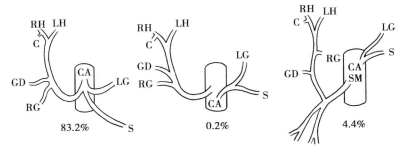

肝总动脉

肝右动脉

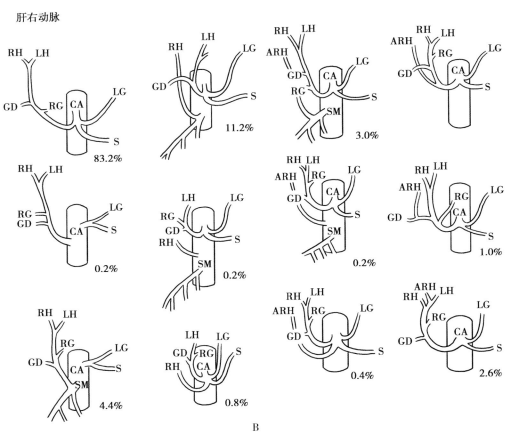

B

图 9.4(续) 肝总动脉在肝外的解剖变异

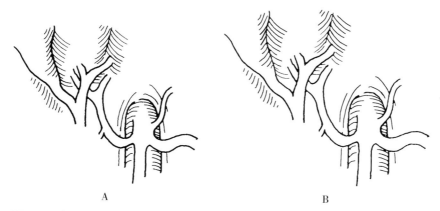

图 9.5 单一肝动脉解剖变异。A. 肝总动脉起源于肠系膜上动脉；B. 肝总动脉与腹腔动脉及肠系膜上动脉共干起源

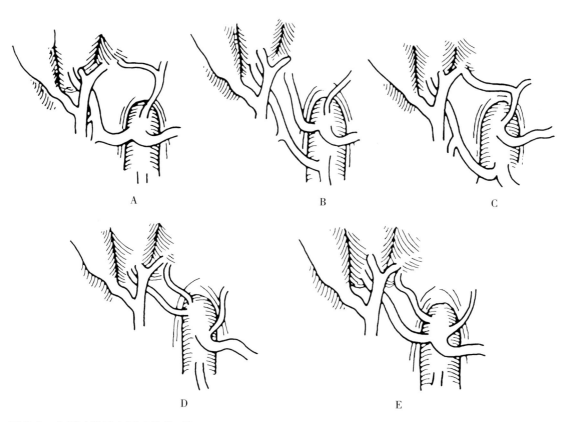

图 9.6 左肝动脉及右肝动脉分别起源于不同的动脉。A. 左肝动脉起自胃左动脉；B. 右肝动脉起自肠系膜上动脉；C. 左肝动脉起自胃左动脉，右肝动脉起自肠系膜上动脉；D. 左肝动脉及右肝动脉均分别起自腹主动脉；E. 左肝动脉起自腹主动脉，右肝动脉起自腹腔动脉杆

上述解剖变异实例可见图 9.7。

处理发生这些解剖变异的肝动脉更为复杂。一种方法是将两根血管吻合为一根血管,另外一种方法是供者腹主动脉(含腹腔动脉和肠系膜上动脉起始处的一段)与受者腹主动脉作端 - 侧吻合,如图 9.8。

9.4.2 胆总管

肝外胆道系统的解剖变异是非常常见的(图 9.9)。

然而,假如术中能够仔细辨别这些解剖变异并且能够充分游离肝外胆道至末梢,那么这些解剖变异并不是十分重要,这么做的目的就是单一胆管即可用来行胆管吻合,这与常见的单一肝总管的吻合相类似。

9.4.3 门静脉

肝外门静脉系统的解剖变异较为罕见。然而,在合并肝硬化的患者中,门静脉血栓的形成使得肝移植术在技术上更为复杂。

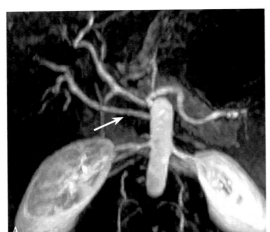

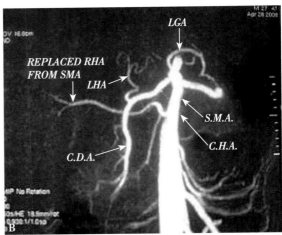

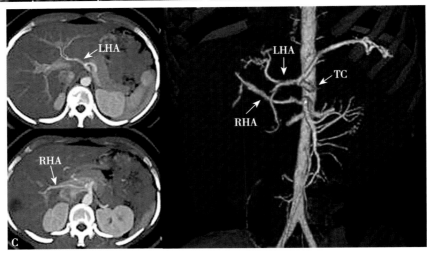

图 9.7 解剖变异实例

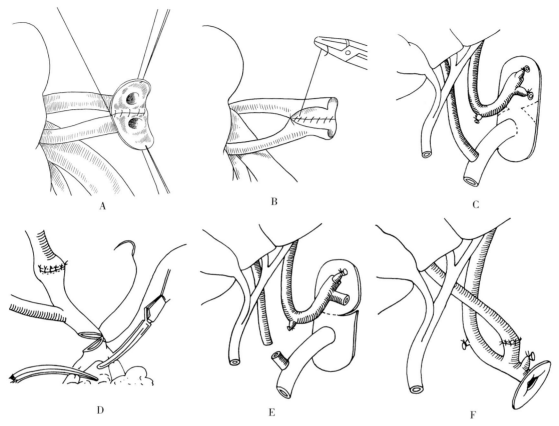

图9.8 应用动脉 - 动脉端 - 端吻合方法或是以供者腹主动脉与受者腹主动脉作端 - 侧吻合

供体的门静脉不得不与受体的肠系膜上静脉进行吻合,有时需要人工血管来连接两者之间的间隙。

9.4.4 肝静脉

肝外肝静脉系统的解剖变异较为罕见。在这些少见病例中,背驮式肝移植可以解决这些技术难题(图9.10)。

9.4.5 部分肝移植

减体积肝移植术目前已经较少开展,将

肝脏离断为两部分之后,分别保持这两部分足够的肝脏体积及功能是非常重要的。在劈离式肝移植术中,供体的左肝及右肝将会被分别移植给两个受体。活体肝移植术中,供体部分肝脏将移植给受体,供体的剩余肝脏将支持其生理所需。因此,在断肝过程中不仅需要精确按照术前计划好的切面断肝避免留下坏死肝组织,并且要保留足够长度的肝动脉、门静脉、肝静脉及胆管以用来吻合。

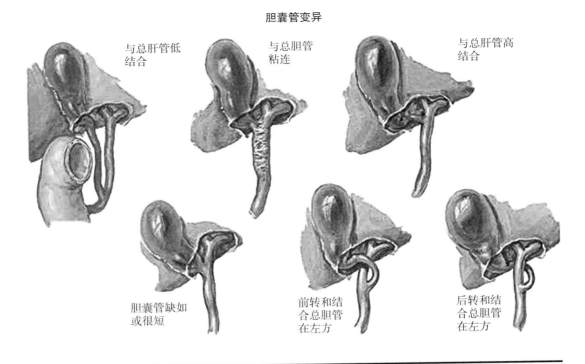

胆囊管变异

与总肝管低
结合

与总胆管
粘连

与总肝管高
结合

胆囊管缺如
或很短

前转和结
合总胆管
在左方

后转和结
合总胆管
在左方

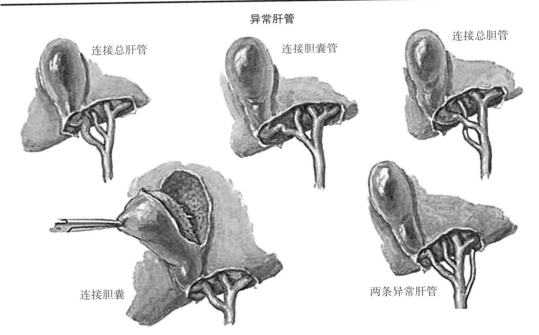

异常肝管

连接总肝管

连接胆囊管

连接总胆管

连接胆囊

两条异常肝管

图 9.9　肝外胆道系统的解剖变异

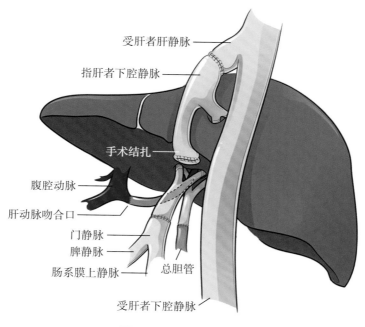

受肝者肝静脉

指肝者下腔静脉

手术结扎

腹腔动脉

肝动脉吻合口

门静脉

脾静脉

肠系膜上静脉——总胆管

受肝者下腔静脉

图 9.10 背驮式肝移植

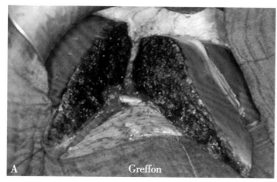
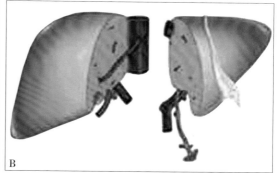

A　Greffon

B

图 9.11 肝移植中的肝断面

9.5 肝内常见的解剖结构及变异

　　了解肝内重要血管及胆管的常见解剖结构及常见变异对于避免断肝之后发生相应的并发症是非常重要的。

　　在以右半肝作为供体器官进行活体肝移植的过程中,供体或是受体肝脏中是否保留完整或是部分或不保留中肝静脉至今仍

存在争议。支持供体剩余肝脏保留中肝静脉的人认为供体剩余 4 段肝脏的血液回流不会受限。然而,对于受体而言,其接受移植的右半肝的 5 段及 8 段的肝脏的血液回流会受限。解决的方法就是移植一根血管连接到下腔静脉以达到血液回流的目的。一个折中的方法就是如图 9.12 所示在保留供体中肝静脉 4 段属支的情况下离断供体中肝静脉,这样可以保留供体剩余 4 段肝脏

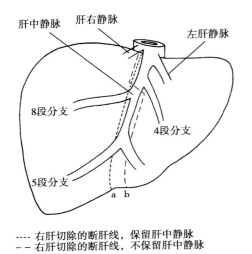

图中标注：肝中静脉　肝右静脉　左肝静脉　8段分支　4段分支　5段分支　a　b

---- 右肝切除的断肝线,保留肝中静脉
－－ 右肝切除的断肝线,不保留肝中静脉

图 9.12　保留供体肝脏中肝静脉 4 段属支以保证供体剩余 4 段肝脏的血液回流

的血液回流,同时也可以保证移植肝 5,8 段的血液回流。

9.5.1　肝静脉系统肝内解剖变异

在部分伴有肝静脉肝内分支解剖异常的供体中(57.4% 的患者存在 4 段肝静脉分支的解剖异常,60% 的患者存在脐静脉解剖异常),因为发生解剖变异的肝静脉属支可以保证供体剩余 4 段肝脏的血液回流,中肝静脉可以连同右半肝作为供体肝一并用以肝移植而不会影响供体 4 段肝脏的血液回流(图 9.13)。

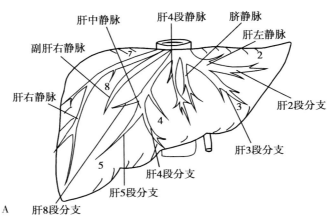

图中标注：肝中静脉　肝4段静脉　脐静脉　副肝右静脉　肝左静脉　肝右静脉　肝2段分支　肝3段分支　肝4段分支　肝5段分支　肝8段分支　A

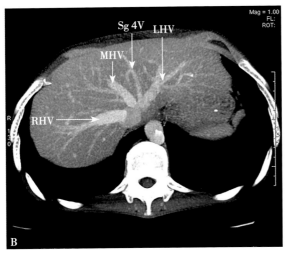

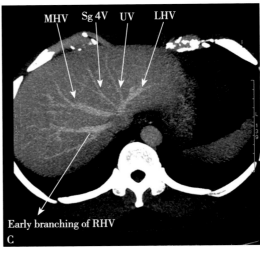

图 9.13　解剖变异的 4 段肝静脉及脐静脉

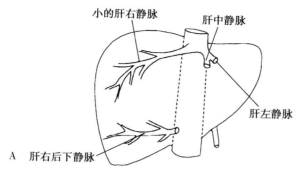

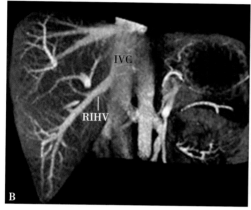
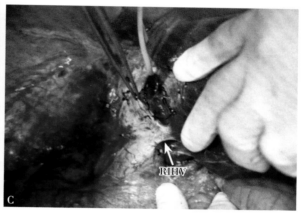

图9.14　粗大的肝右后下静脉(RIHV)。RIHV:右后下静脉;RHV:右肝静脉;MHV:中肝静脉;LHV:左肝静脉

肝静脉另一个重要的解剖变异就是右后下静脉。大约有10%的患者行CT检查可以发现粗大的右后下静脉。倘若离断供体中较粗的右后下静脉将会影响供体6段肝脏的血液回流。如果损伤右后下静脉造成6段肝脏血液回流受限,可以行血管移植解决(图9.14)。

9.5.2 门静脉的肝内解剖变异

肝内门静脉系统的正常走行及常见的解剖变异如图9.15。

肝门处右前扇区静脉,右后扇区静脉和

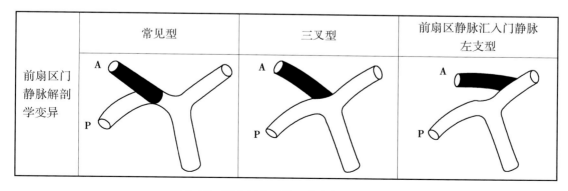

图9.15　肝内门静脉的正常走行及常见变异

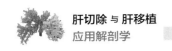
门静脉坐支分成三叉,为避免肝脏横断后,门静脉发生继发狭窄,横断平面不能离分叉处过近(图 9.16)。

对于前扇区门静脉属支汇入门静脉左支型(图 9.17)或是其他少见的解剖变异(图 9.18),是不适宜行活体肝移植的。

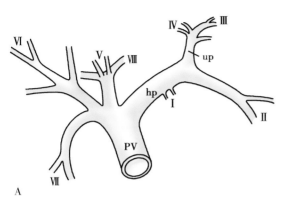

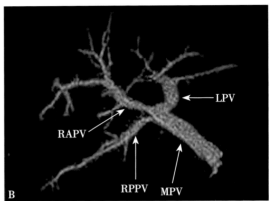

图 9.16 三叉型

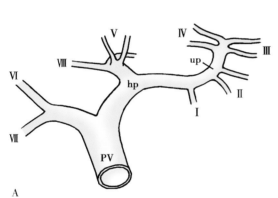

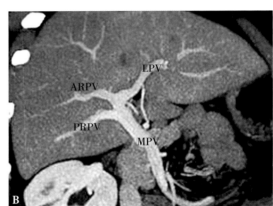

图 9.17 前扇区静脉汇入门静脉左支型

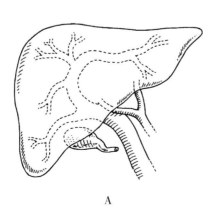

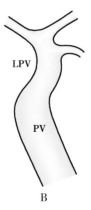

图 9.18 其他较为少见的解剖变异。A. 单一门静脉右支供应整个肝脏;B. 单一门静脉左支供应整个肝脏

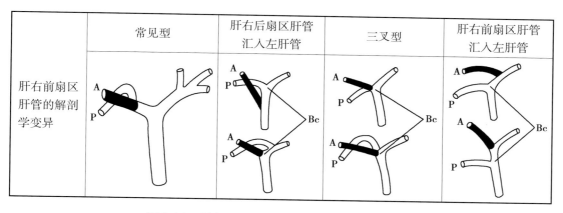

图 9.19　肝内胆管系统的正常走行及常见解剖变异

9.5.3 肝内胆管系统的正常走行及常见解剖变异 (图 9.19)

对于三叉型而言,肝脏横断面不宜距离分叉处过近,以免胆管三叉部发生术后狭窄 (图 9.20)。肝脏右后扇区胆管汇入左肝管型患者不宜行活体肝移植 (图 9.21)。

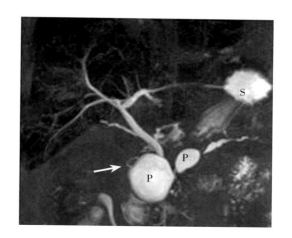

图 9.20　肝内胆管三叉型走行

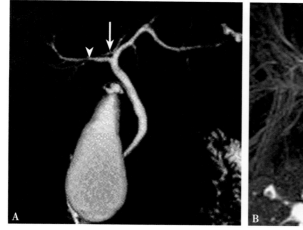

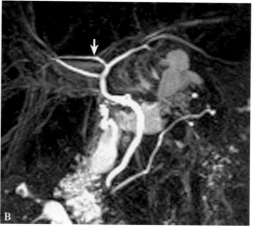

图 9.21　如图所示肝右后扇区胆管汇入左肝管,该解剖结构不适宜作为供体行活体肝移植

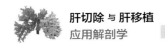
9.6 结论

　　肝外及肝内的解剖异常将影响肝移植的结果。在肝移植术前及术中认真辨别这些解剖变异是非常重要的。血管及胆管的三维成像有助于我们更好地理解肝内及肝外解剖结构的变异情况。

9.7 延伸阅读

1. Fan ST. Living Donor Living Transplantation. Takungpao Publishing Co., Ltd., Hong Kong, China 2007.

2. Liver Resections and Liver Transplantation: The Anatomy of the Liver and Associated Structures. Jamieson Glyn, Launois B. In: The Anatomy of General Surgical Operation, Ed. Jamieson GG, Elsevier Churchill Livingstone, Edinburgh 2nd 2006. Chapter 2, pp 8-23.

3. Blumgart LH. Hann LE. Surgical and Radiologic Anatomy of the Liver and Biliary Tract. In: Surgery of the Liver and Biliary Tract. Editors: Blumgart LH, Fong Y. W.B. Saunders, London. 3rd Edition 2000, Vol 1, Chapter I, pp 3-33.

第十章
Couinaud 肝段的临床定义

Couinaud 将肝脏分成 2 个半肝,4 个扇区和 8 个段(或 9 个段)。每一段都是一个独立的单位,有自己的动脉和门静脉血供,以及胆道和静脉引流。每一段均可独立被切除,或与邻近的肝段一起被切除(见第二、三章)。

10.1 肝脏的手术显露

在手术中充分显露肝脏需要采用好的切口。图 10.1 显示了常用的切口。对于较瘦的患者而言,行右肋弓下缘,并向中线延伸的切口就够了。很少需要进行胸腹联合切口,甚至在累及膈肌的巨大肿瘤也不需要。对于肝细胞癌合并瘤栓形成,并且瘤栓延伸到下腔静脉至右心房的患者,可行双侧肋弓下缘并向中线延伸的切口,在手术中可以向中线延伸以劈开胸骨。

现代的牵拉器可向上方,向外侧以及前方牵开肋骨,因此可以完全暴露肝脏的膈面。利用目前的切口和现代的牵拉器,显露肝上下腔静脉已不是问题(图 10.2)。

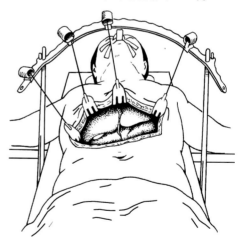

图 10.2　使用牵拉器充分显露肝脏

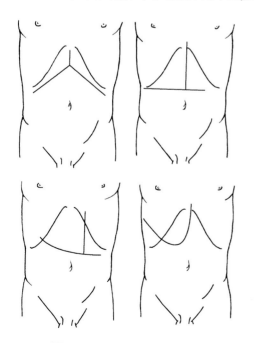

图 10.1　肝脏手术常用切口

10.2 Couinaud 肝段的术前影像学定位

术前超声检查可以清楚的分辨下腔静

脉以及肝右静脉、肝中静脉和肝左静脉。肝中静脉(MHV)将肝脏分成右半肝和左半肝。在右侧,肝右静脉(RHV)将右半肝分成右前扇区(5段和8段)和右后扇区(6段和7段)(图10.3)。

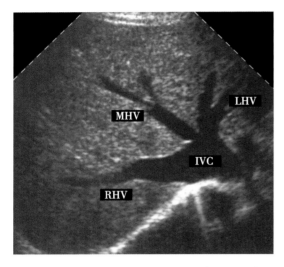

图10.3 超声检查显示了下腔静脉和肝静脉

超声检查可以很容易地显露门静脉主干(MPV)。通过跟踪门静脉右支的属支,可以追踪到门静脉右前支(RAPV),它分成上方的8段属支和下方的5段属支。同样的,门静脉右后支(RPPV),它分成上方的7段属支和下方的6段属支(图10.4)。

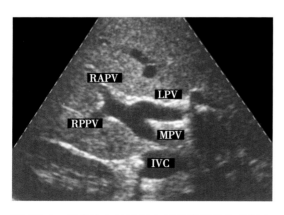

图10.4 超声检查显示了主门静脉以及它的肝右扇区分支

在左半肝,肝左静脉(LHV)将其分成左外扇区(2段)和左内扇区(3段和4段)(图10.3)。

可以从门静脉左支(LPV)的横部(T)和脐部(U),追踪到门静脉左支。从门静脉脐部的右侧分出供应肝4段的分支,在左侧分出供应肝3段和2段的分支(图10.5)。

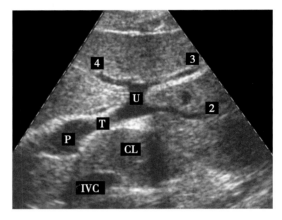

图10.5 超声检查显示了左门静脉以及它的分支

在下腔静脉(IVC)周围的离断面上可以见到尾状叶(CL)(图10.6)。尾状叶(CL)前方的白色强回声线即是小网膜(LV)。在图10.7中可以见到直接引流尾状叶(白色箭头)到下腔静脉中的一根静脉。

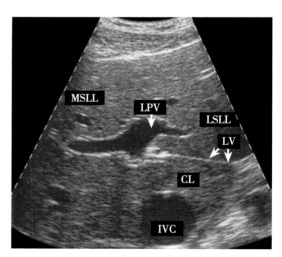

图10.6 超声检查显示尾状叶(CL)横断面。LPV=左门静脉;MSLL=左内区;LSLL=左外区

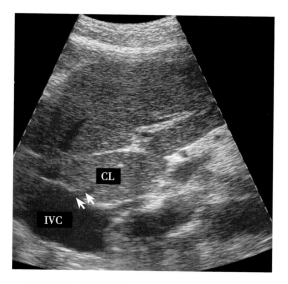

图 10.7 超声检查显示尾状叶(CL)矢状面

因此,这三根肝静脉将肝脏分成了四个扇区,而门静脉的属支定义了 7 个段(2~8 段)。通过超声检查可以在下腔静脉周围很容易的确定尾状叶。

相似的情况是,在术前行 CT 或 MRI 检查时,肝中静脉将肝脏分成左半肝和右半肝,肝右静脉和肝左静脉将肝脏分成 4 个扇区。门静脉定义了肝 2 段至 8 段,而且尾状叶因为它的位置和形状而能够被识别(图 10.8、

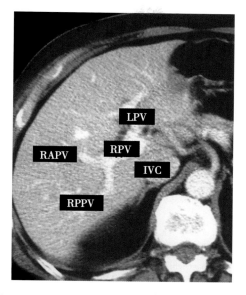

图 10.9 CT 扫描显示了门静脉右支(RPV)以及它的门静脉右前支(RAPV)和门静脉右后支(RPPV)。LPV= 门静脉左支

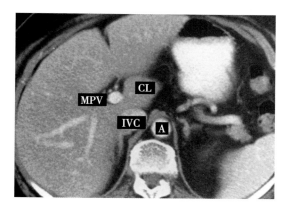

图 10.10 CT 扫描显示了尾状叶。MPV:门静脉;IVC:下腔静脉;A:主动脉;CL:尾状叶

10.9 和 10.10)。

在术前影像学检查时,我们应该对肿瘤的数量,它们与主肝静脉和门静脉属支之间的关系,以及肿瘤位于哪一段做到心中有数。因此,可以在术前进行决策,从而进行最佳的手术步骤来切除肿瘤,术前决定肝脏离断的平面以便获得足够的切除边缘,同时避免切除过多的正常肝脏组织。

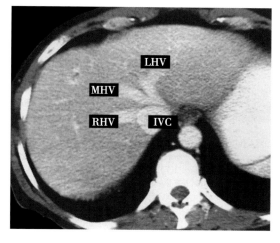

图 10.8 CT 扫描显示了下腔静脉(IVC)以及肝右静脉(RHV);肝中静脉(MHV);肝左静脉(LHV)

10.3 术中超声检查

术中超声检查在现代肝脏手术中是必不可少的（图 10.11）。这对肝硬化患者的手术是十分重要的，因为很难在质地很硬的结节状肝硬化的肝脏中见到和触摸到质地较软的肝细胞癌。相反地，在肝转移癌的患者，因为肿瘤质硬而肝脏质地柔软而光滑，会较容易备触摸到。另外，在肝硬化中出现的组织代偿性改变使肝脏的大体解剖变得扭曲使肝内血管不易被辨认。

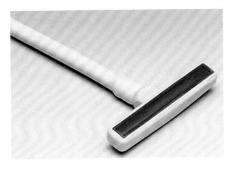

图 10.11 术中超声波检查所用的线形探头

术中超声波检查可以发现术前通过影像学检查不易发现的较小的肿瘤病变。在图 10.12A 所示的情况，右半肝有一个 2.5cm 大小的肝细胞癌。术中超声波检查显示了左半肝有一个 1cm 大小的肝细胞癌，这在术前的 CT 检查没有发现（图 10.12B）。

另外，其他患者的术中超声检查显示了门静脉右支的压迫情况（图 10.13），以及肝右静脉和下腔静脉中的癌栓（图 10.14）。我们报道过在行开腹肝细胞癌切除术的患者中，有 32% 的患者因术中超声检查而影响了术前制定的手术计划，而且与未接受术中超声检查的患者相比，它还可以明显降低肝脏术后切缘肿瘤阳性的比例（0% vs. 16%）。

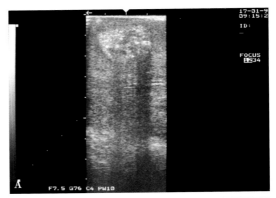

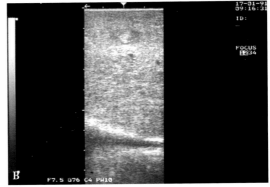

图 10.12 术中超声检查。A. 显示了一个 2.5cm 大小的肝细胞癌；B. 术前 CT 检查没有发现的 1cm 大小的肝细胞癌

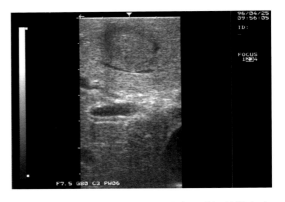

图 10.13 术中超声检查显示肿瘤压迫门静脉右支

术中超声检查有助于确定与肿瘤（HCC）相关的离断面（TP）和大血管（V）（图 10.15）。将手指（F）置于肝脏后方，可以更好的显示相关的离断面（TP）与肿瘤（HCC）边缘的关系（图 10.16）。

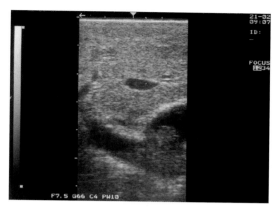

图 10.14 术中超声检查显示下腔静脉和肝右静脉中的癌栓

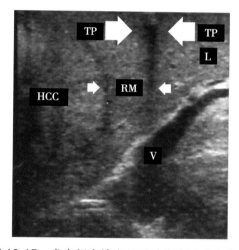

图 10.15 术中超声检查显示肿瘤（HCC）和大血管（V）的关系。RM= 切缘；TP 和箭头 = 肝断面

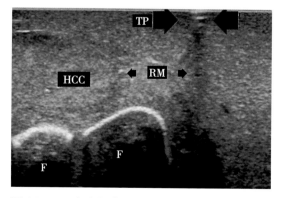

图 10.16 术中超声检查显示了离断面（TP 和箭头）与肿瘤（HCC）。F= 手指；手指用作指导肝断面方向

10.4 术中超声检查的操作步骤

术中超声检查有六个操作步骤：①大体观察全肝，确定术前未发现的病变；②系统的解剖学研究来跟踪三支肝静脉，主门静脉及其属支，以便确定单个 Couinaud 肝段；③肿瘤在肝段中的位置；④确定要切除的肝段，这取决于肿瘤所在肝段的位置，需要牺牲血管胆管鞘以及肝静脉的引流来获得足够的切除边缘；⑤在肝脏表面标记出肝脏实质的横断平面；⑥再次确定横断平面与肿瘤边缘的距离（计划切除的边缘）。

10.5 肝脏的表面解剖标志（见第一章）

肝脏的表面解剖标志可以用来确定肝脏的一些解剖部位（图 10.17、10.18），但不是所有的肝段和肝扇区都有解剖标志。肝脏萎缩 - 肥大复合体使得通过表面标志对肝扇区和肝段进行确定变得困难而不准确。

右肝和左肝之间的肝中界面位于通过前方的胆囊床至后方的下腔静脉的平面。

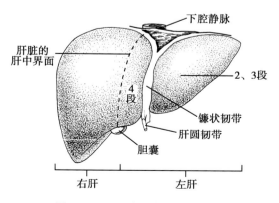

图 10.17 肝脏的表面标志膈面

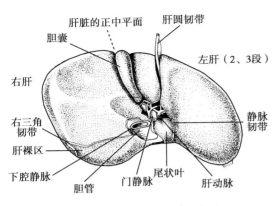

图 10.18　肝脏脏面的表面标志

镰状韧带将左半肝分成内侧区（4 段）和外侧区（2 段和 3 段）。方叶代表了 4b 段，而剩下的 4 段是 4a 段。

在右肝，Rouviere 沟显示右后肝蒂进入肝脏的标志（见 4.2 章节）。

尾状叶和尾状突在表面解剖中的位置很明确。

10.6　术中超声检查确定肝段

像术前超声检查一样，术中超声检查用来确定独立的半肝，肝扇区和肝段。术中超声检查由于没有腹壁或肋骨对超声波信号的干扰，它比术前超声检查更清晰。

肝中静脉将肝脏分成右半肝和左半肝（图 10.19）。

在右半肝，肝右静脉将其分成右前扇区和右后扇区。追踪门静脉右支有助于鉴别右前扇区分支和右后扇区分支，前者又可分成 5 段分支和 8 段分支，后者又可分成 6 段分支和 7 段分支。

肝左静脉将左半肝分成左外侧扇区（2 段）分支和左内侧扇区（3 段和 4 段）（图 10.19）。追踪门静脉左支有助于鉴别肝 2、3 和 4 段（图 10.20、10.21）。

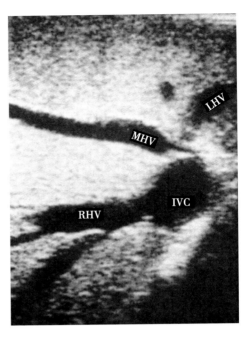

图 10.19　术中超声检查显示了下腔静脉和三根肝静脉。IVC= 下腔静脉；RHV= 肝右静脉；MHV= 肝中静脉；LHV= 肝左静脉

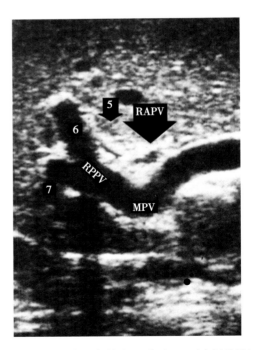

图 10.20　术中超声检查显示了 MPV（主门静脉），右前扇区分支（RAPV），右后扇区分支（RPPV）和它们的肝段支

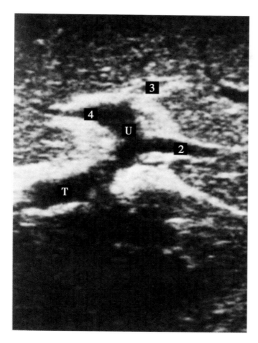

图 10.21　术中超声检查显示了门静脉左支横部(T)和脐部(U),以及它们供应肝 2、3、4 段的属支

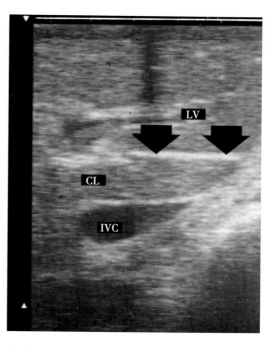

图 10.22　术中超声检查显示了下腔静脉(IVC)周围的尾状叶(CL)以及小网膜(LV)(黑色箭头)

尾状叶因为在下腔静脉周围,所以可以清楚显示,有清晰信号回波的小网膜在其前方(图 10.22)。

10.7　延伸阅读

1. Torzilli G, Bismuth H. Intraoperative Ultrasound. In:Hepatocellular Carcinoma. Ed. Lau WY. World Scientific, Singaproe 2008. Chapter 15, pp 359-385.

2. Lau WY, Leung KL, Lee TW, Li AKC. Ultrasonography during liver resection for hepatocellular carcinoma. Br J Surg 1993;80:493-494.

第十一章
肝脏三维可视化技术在肝切除手术的应用

11.1 三维 CT 重建

三维 CT(3D-CT)重建在肝脏手术很普遍应用,它基本要求有好素质的 CT(16 排,32 排或 64 排,排数越多越好),CT 切割层次越密越好,要求有静脉显影剂和有动脉期/静脉期/延迟期。(图 11.1)

通用,飞利浦,西门子等公司都有三维重建的 CT,为什么还需要发展三维可视化系统呢?

11.2 三维可视化肝脏系统

三维可视化是三维 CT 重建的再发展,它的优点为:

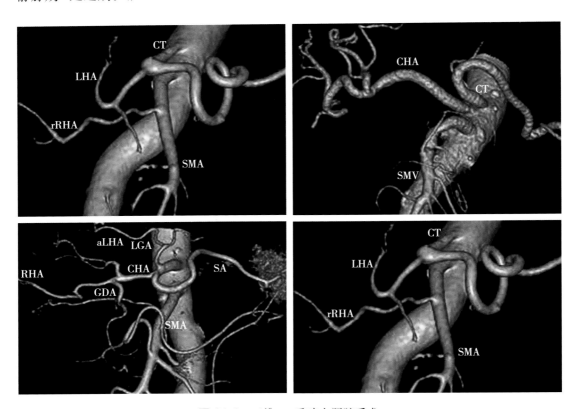

图 11.1　三维 CT 重建在肝脏手术

（1）可融合不同扫描期，如动脉／静脉／延迟期。

（2）可透视不同内部结构。

（3）可单独或组合不同软组织，如动脉、门静脉、静脉。

（4）可即时计算不同部分体积。

（5）可进行模拟肝切除。

（6）可支持 Couinaud 的肝分段。

（7）可支持 3D 打印。

11.3　临床上应用

（1）可帮助详细了解肿瘤和肝脏内部不同结构的关系。

（2）可帮助决定使用不同治疗方案和评估疗效。

（3）可通过模拟手术观看手术切面和需要处理的血管，胆管，选择最佳手术路径。

（4）可即时把切除肝脏和未来残肝体积计算出来。

（5）可找出患者血管／胆管变异。

11.4　此三维透视化肝脏系统如何使用?

由于此系统可以由临床医师拥有和使用，它不再是放射科医师的专有。临床医师可把此系统用于：

（1）与患者和患者家属的沟通。

（2）用于不同学科医师的交流。

（3）用于肝脏外科医师的培训。

（4）可作视频录制和截图，方便病例讨论、学术交流、教学、论文、课题研究等。

11.5　腹部三维可视化国际发展情况

美国的 EDDA，德国的 MeVis 和 Mint，法国的 Myrian 等都已在这方面发展了自己的系统。

各系统发展侧重点有所不同，但它们有以下的共同特点：

（1）追求自动化，速度快。

（2）对基本 CT 数据要求高，复杂案例处理不来。

（3）支持 Couinaud 肝分段不足。

（4）模拟手术切面只是平面。

（5）血管精细度只达到三级。

11.6　腹部三维可视化国内发展情况

中科院 3D Med 项目仅是科研项目，可实现基本三维分割，重建和可视化。

厦门强本科技有限公司的肝脏手术计划系统，重建时间长，无肝分段功能。

旭东三维可视化，以方驰华教授 863 课题为基础，转化为产业化，在刘允怡院士帮助下发展得比较好。

11.7　旭东三维可视化功能特点

此系统有以下优点：

（1）可选择不同器官。

（2）以原始数据为基础，把器官的不同软组织，如血管、胆管等重建。

（3）具有智能交互复杂病例的精细分析功能。

（4）可增强血管重建处理不好数据。

（5）可以重建四级以上血管。

（6）可进行 Couinaud 肝段分段。

（7）可即时计算肝脏和不同肝段体积。

（8）可把扩张胆管、门静脉高压引至的血管栓塞和侧流，和癌栓（门静脉或肝静脉内）等重建。

11.8 三维人体可视化原理

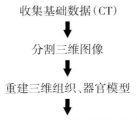

收集基础数据（CT）

⬇

分割三维图像

⬇

重建三维组织、器官模型

⬇

临床应用：诊断、规划、模拟、评估、选择治疗方案

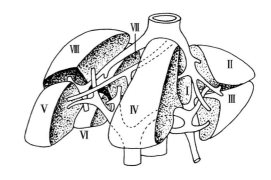

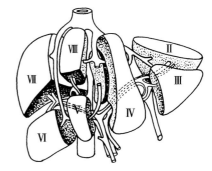

图 11.2 肝的八个肝段

11.9 三维肝脏可视化在肝脏手术的应用

11.9.1 Couinaud 肝脏分段

Couinaud 把肝脏分为主肝和尾状叶两个部分。主肝可再分为两个半肝，四个扇区和七个肝段。

每一肝段都是一个独立单位有自己独立的肝动脉、门静脉、肝管和肝静脉分支。因此每一肝段都可单独或与邻近肝段组合切除，即《肝段为本》的肝切除。

对有经验的肝外科医师，详细看过 CT 影像后可以在脑海中作出三维重建，但这需要长时间的训练。

三维肝脏可视化带出好处为：

（1）肝脏可以作旋转（图 11.4）。

（2）部分或整个肝脏可透视。

（3）每个肝段可独主透视或拿走（图 11.5）。

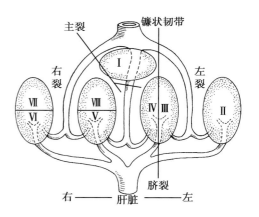

图 11.3 肝段为本肝独立切除

11.9.2 肝脏肿瘤定位

如把肿瘤重建回肝脏中，肿瘤在肝脏中的那一些肝段就非常容易定位了（图 11.6）。

11.9.3 决定手术类型和断肝平面

有三个重要因素决定手术类型和断肝平面：

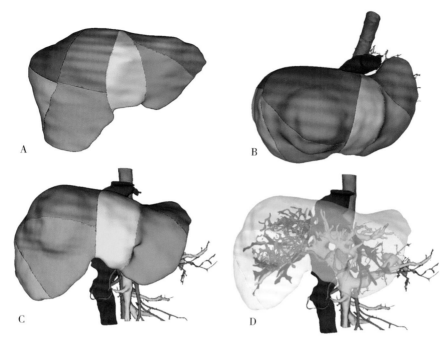

图 11.4　肝的八个肝段及肝脏可视化

A. 每一段可用不同颜色；B. 可旋转到不同角度；C. 肝脏与血管关系；D. 肝脏可透视化

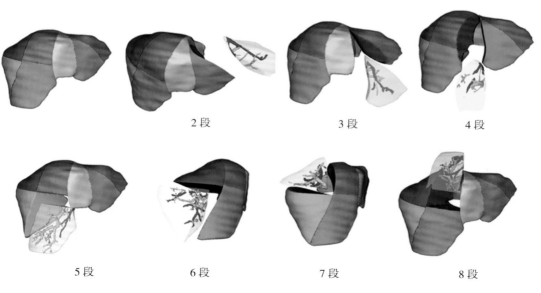

图 11.5　每一肝段可独立透视或拿走

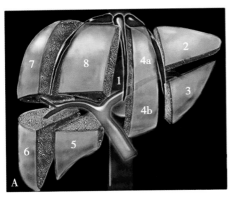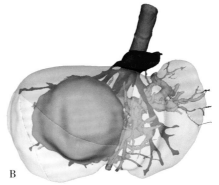

图 11.6　定位肿瘤处于哪一些肝段。A. Couinaud 肝分段;B. 个体化肝分段

（Ⅰ）解剖性或非解剖性肝切除

图 11.7 显示一个模拟手术使用非解剖性肝切除的方法。这手术看起来容易,施行起来十分困难。主要原因为:

（a）很难在肿瘤所有切缘达到 R0 切除,

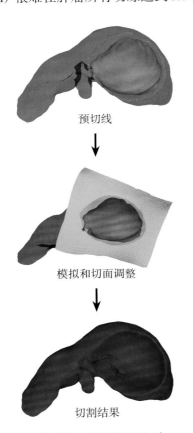

预切线

↓

模拟和切面调整

↓

切割结果

图 11.7　非解剖性肝切除

尤其在肝瘤的深部。

（b）肝断面要重复切断很多血管 / 胆管。

这非解剖性肝切除的缺点为:

（ⅰ）切除断面要多次切断不同大的血管 / 胆管— 技术困难。

（ⅱ）遗留缺血性或缺乏胆管引流肝实质多,容易引起术后并发(图 11.8)。

因此,如肝功能容许,使用解剖性右半肝切除技术上较为容易。

（Ⅱ）是否需要牺牲一些主要血管?

图 11.10 显示肝癌(HCC)在肝右前区压迫肝右静脉(RHV)如肝功能许可,应进行右半肝切除,离断肝实平面应在肝中静脉右缘以保留肝中静脉。

图 11.11 显示肝癌(HCC)非常接近肝中静脉(MHV),如切缘在肝中静脉左缘(即牺牲肝中静脉)或作肝 4 段亚段切除,切缘可增大,但要保留 4 段静脉,否则肝 4 段会充血。

（Ⅲ）决定切缘是否足够

石明教授做的研究显示,如用解剖性切除处理单个肝癌,如肝功能容许,目标切缘应为 2cm,而非 1cm。这可改擅长远总和无瘤存活率。如切缘不足够,可用中央亚段切除(肝段 4,5,8)增大切缘。

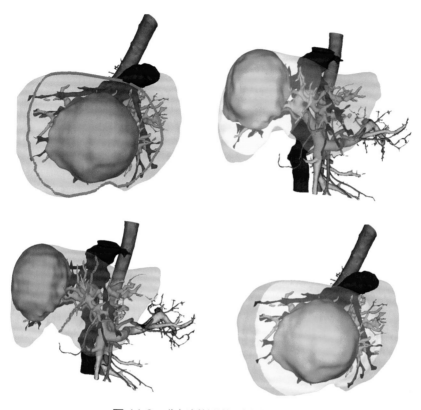

图 11.8 非解剖性肝切除的缺点

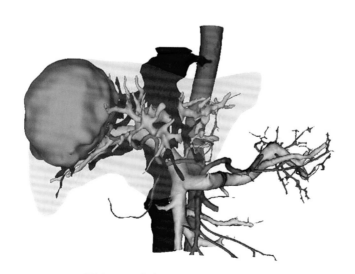

图 11.9 右半肝切除技术上较容易

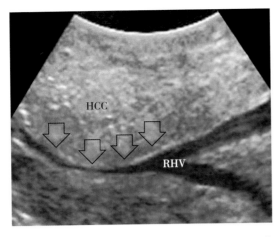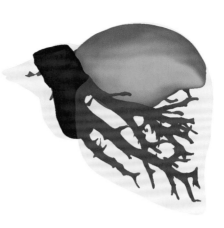

图 11.10　肝癌压迫肝右静脉

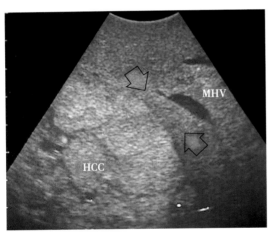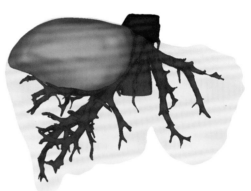

图 11.11　肝癌接近肝中静脉

（Ⅳ）模拟肝切除手术

使用肝脏三维可视化，可作模拟肝切除手术。这模拟肝切除的进行，有赖于：

（a）肝脏三维可视化可找出肿瘤与肝脏血管 / 胆管的关系。

（b）在决定手术类型后，模拟切除可显示断肝实质平面时要断的大血管 / 胆管（图 11.13）。

（c）评估切除肝容积和未来残肝容积。

有不同的方法来计算，包括：

（ⅰ）百分比。

（ⅱ）容积体积。

（ⅲ）容积与 BSA 比。

（ⅳ）容积与体重比。

（Ⅴ）找出会影响手术决定的血管 / 胆管结构变异

（a）肝动脉

通常变异在肝外。变异也可使肝切除手术变得较容易。

（b）门静脉（图 11.15）。

（c）肝静脉变异。

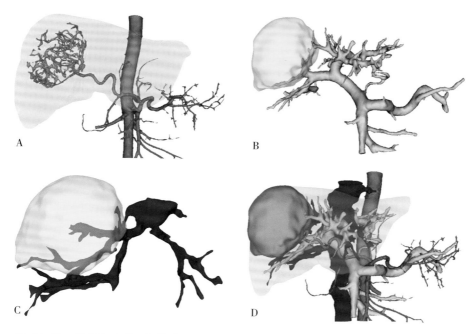

图 11.12　肿瘤与血管 / 胆管关系。A. 肝动脉；B. 门静脉；C. 肝静脉；D. 所有血管组合

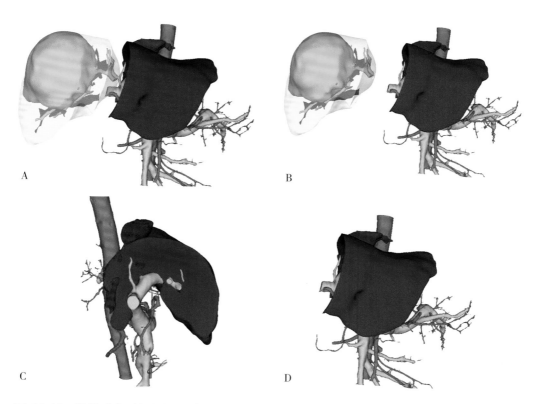

图 11.13　模拟手术：断肝平面要断的大血管 / 胆管。A. 肝断面与血管 / 胆管；B. 肝断面与血管 / 胆管；C. 肝断面正面；D. 肝断面侧面

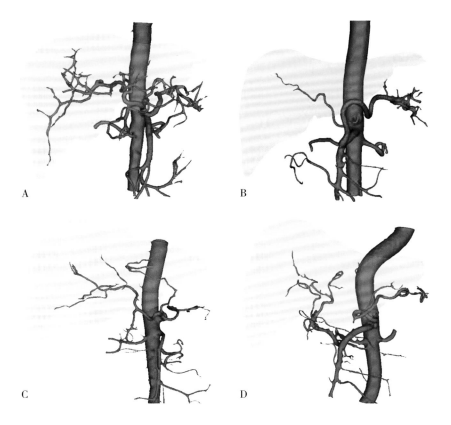

图 11.14　肝动脉变异。A. 正常肝动脉；B. 肝右动脉来自腹主动脉，肝左动脉来自胃左动脉；C. 肝左动脉来自胃左动脉；D. 肝左动脉来自胃左动脉，肝右动脉来自 SMA

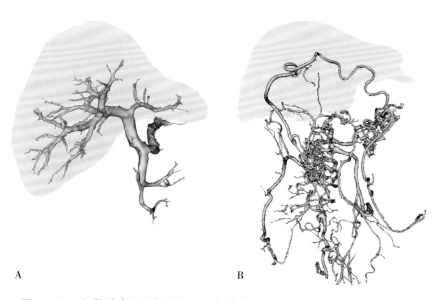

图 11.15　门静脉常见型与闭塞。A. 门静脉常见型；B. 门静脉闭塞，旁支增大

有些变异可保证在牺牲肝中静脉后,4段残肝不会充血:

—— 4 段变异(57.4% 人)。

—— 脐静脉(60% 人)。

另有一重要的静脉变异为肝右下静脉。这血管可变得粗大到在 CT 下有 10% 的人可以看见。

在肝移植使用右半肝作供肝时,如阻断粗大右肝下静脉,可导致 6 段充血。解决办法为如 6 段充血范围大,使用血管重建改善引流。

(d) 肝管

通常在 CT 看不见,但如因胆管阻导致扩大,尤其在经皮肝胆管穿刺引流后,可打进显影剂显示肝管(图 11.19)。

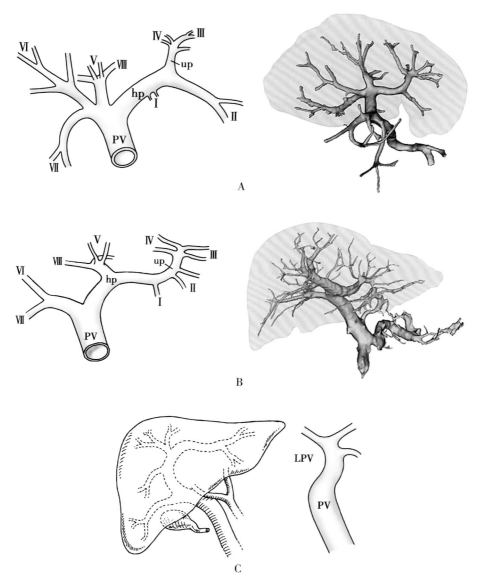

图 11.16　门静脉变异。A. 三叉型;B. 前扇区静脉汇入门静脉左支型;C. 门静脉左分支供应全肝

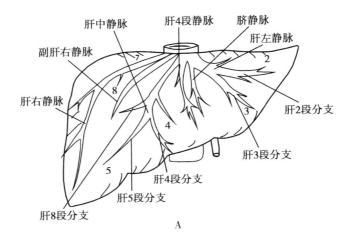

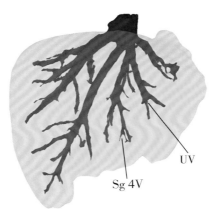

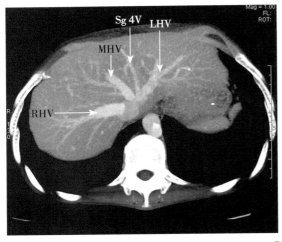

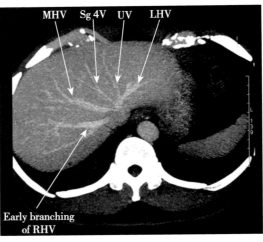

图 11.17　肝 4 段分支及脐静脉

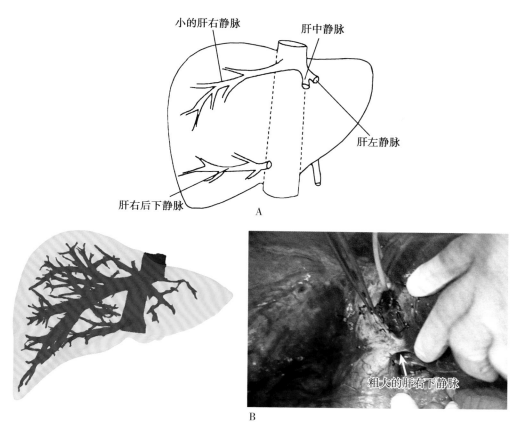

图 11.18　粗大肝右下静脉

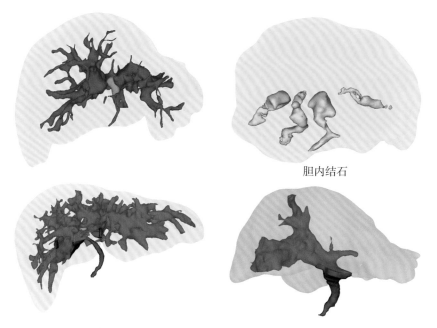

图 11.19　三维可视化显示扩大肝管和肝内结石

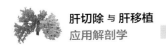
11.10 总结

三维 CT 可视化肝脏已在肝切除手术中应用。这可视化把三维 CT 重建推高到另一层阶。在学肝脏手术的医师中它的应用价值更高。

11.11 延伸阅读

1. Fang CH, You JH, Lau WY, et al. Anatomical variations of hepatic veins：three-dimensional computed tomography scans of 200 subjects. World J Surg 2012；36：120-124.

2. Shi M, Guo RP, Lin XJ, et al. Partial hepatectomy with wide versus narrow resection margin for solitary hepatocellular carcinoma：a prospective randomized trial. Ann Surg 2007；245：36-43.

第十二章
低中心静脉压在肝切除术中的运用

12.1 肝切除术中的失血

　　肝脏丰富的入肝血流来自于肝动脉系统以及门静脉系统。这些血液通过肝脏以后进入了肝静脉系统最终汇入下腔静脉后回流至心脏。在肝切除过程中，离断肝包膜以及实质导致的出血在所难免，其出血量的多少显著影响术后的并发症、死亡率以及远期的生存率。减少肝切除术中的出血能够显著改善患者的预后。

12.2 解剖以及生理学的应用

　　入肝血流的出血可以通过钳夹肝门（Pringle 阻断法）来控制肝动脉以及门静脉来源的出血。然而离断肝实质时，出血仍然会发生，因为回流性的血液仍可通过已切断的主要肝静脉（右、中、左肝静脉），和肝短静脉的分支流出（图 12.1）。这种出血的量的大小和血管破口两侧压力阶梯相关，破口的一侧是肝静脉、肝血窦压力，其和中心静脉压（CVP）等同，破口另一侧便是直接暴露在空气中其压力就是大气压。换而言之，出血的速度取决于 CVP 和大气压之间的差值大小。另一方面出血量的大小也和横断血管的直径相关，越粗的血管横断失血量也就越

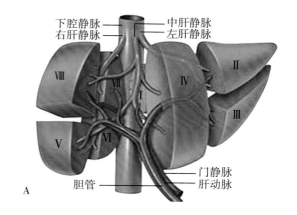

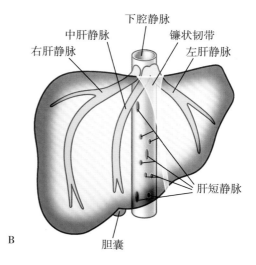

图 12.1　肝脏入肝及出肝血流。A. 入肝以及出肝血流；B. Pringle 阻断法应用后，主要的出血位置来自于肝静脉及其分支血管

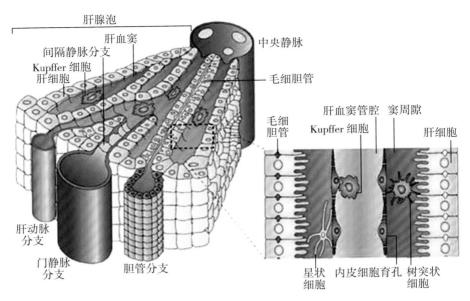

肝腺泡
肝血窦
间隔静脉分支
中央静脉
Kupffer 细胞
肝细胞
毛细胆管
肝血窦管腔 窦周隙
毛细
胆管
Kupffer 细胞
肝细胞
肝动脉
分支
门静脉
分支
胆管分支
星状
细胞
内皮细胞育孔
树突状
细胞

图 12.2　在 Pringle 阻断法应用过程中出血的主要原因就在：肝静脉压及大气压之间的差值和横断血管的粗细

大（图 12.2）。因此，认为通过对患者循环系统的干预，维持低 CVP 是肝切除术过程中用以减少出血量的一种非常重要的技术。随着出血减少，术者就会获得清晰的手术视野，大血管可以在其出血前就得到控制并且结扎切断，从而进入了一个良性循环：出血减少→清晰的视野→减少出血→更清晰的视野。

12.3　低中心静脉压在肝切除术中的优点

低中心静脉压技术在肝切除术中运用的优点如下：

（i）减少需要输血患者的比例。

（ii）缩短手术时间。

（iii）减少术后并发症以及死亡率。

（iv）缩短住院天数。

（v）快速康复，尤其是术后肝功能以及肾功能的恢复。

12.4　为何麻醉医生不愿意在术中降低中心静脉压？

其主要原因是肝脏外科医生和麻醉医生之间缺乏沟通，某种意义上讲麻醉医生对肝脏外科医生在肝切除中避免大出血的能力缺乏信心。这些麻醉医生主要担心降低 CVP 后如果患者大出血就会导致患者主要脏器的灌注不足，低 CVP 对心血管系统的稳定具有较小的安全窗。因此，外科医生和麻醉医生之间的信任需要逐渐建立，即使麻醉医生拒绝降低 CVP，她/他应该要意识到，如果维持较高 CVP，可能在肝切除术过程中导致更严重的出血而应该避免高 CVP。

第二个原因在于麻醉医生对肝切除术的相关知识缺乏。生理学提示我们平均动脉压超过 50mmHg，就能够维持主要脏器的灌注。更重要的是，脏器的氧含量不单纯是由循环系统的灌注决定的，同样也取决于血液中的氧分压的高低。可见以下公式：

（血红蛋白中的 O_2）+（血液中的 O_2）= $(1.34 \times Hb \times SpO_2 \times 0.01) + (0.023 \times PaO_2)$

缩写：

SO_2= 血红蛋白的氧饱和度

Hb= 血红蛋白在 100ml 血液中的浓度

PO_2= 氧分压（0.0225=1ml 氧气溶解在 100ml 血浆中 KPa，或者 0.003ml/mmHg）

为了在低灌注压的主要脏器维持充足的氧含量，血红蛋白必须在一个高氧分压通气的环境中，而避免低体温同样可以显著增加氧的携带能力。图 12.3 是一幅氧的解离曲线，能够帮助读者更直观地理解血红蛋白的携氧能力的状态。

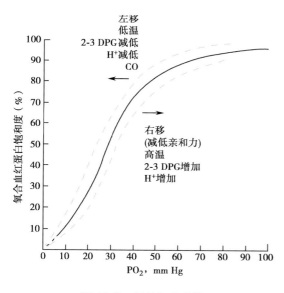

图 12.3 氧的解离曲线

12.5 低中心静脉压 - 低到何种程度?

CVP 正常人的范围在 5~12mmHg（或 7~16cmH₂O）在肝切除术中，一些外科医生甚至要求 CVP 近乎 0mmHg。

肝切除术中 CVP 如何选择？对于不同的 CVP 所伴随的出血量情况以及对主要脏器灌注的影响已经有了深入研究。相关动物研究，运用迷你猪来研究肝切除术过程当中，不同 CVP 对血流动力学的影响、氧的转运已经获得结论。CVP 控制在 0~9cm H_2O 的肝切除术过程中，其出血量、肝静脉压力几乎和 CVP 是程线性关系。当 CVP 小于 2cmH₂O 的情况下动脉压显著下降，心输出量、心脏指数、携氧量也显著下降。除此之外，当 CVP 小于 1cmH₂O 的情况下，氧的消耗以及解离率也显著下降。而在 CVP 在 2~8cm H_2O 的情况下，氧的转运、消耗、解离率维持相对稳定。因此基于以上动物实验，理想的肝切除术中 CVP 水平在 2~3cmH₂O 之间。随后的临床研究也提示以上研究同样适用于人类。

12.6 降低中心静脉压的方法

肝切除术中有两种方法可以用来降低 CVP

（1）生理学 / 物理方法

反 Trendelenburg 位（15° 头高脚低位，Trendelenburg 位指的是头低脚高位），血液从头端向下肢流动、聚集，从而降低 CVP（图 12.4）。

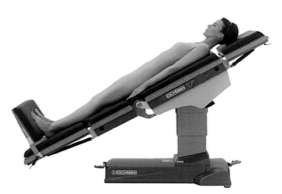

图 12.4 反 Trendelenburg 位

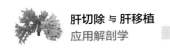

这个方法并不经常使用,因为理论上该体位会增加空气栓塞的风险。许多外科医生也不喜欢用这个体位,其原因是手术器械容易掉落。

(2)药物方法

利尿药物和(或)血管扩张剂的应用。

(a)利尿药

循环血容量尤其是静脉系统对利尿药物比较敏感(5~40mg 的呋塞米静脉推注),往往能够降低 CVP。而其最大的副作用是激活肾素-血管紧张素-醛固酮系统,最终会导致抗利尿激素分泌,而致术后 24~48 小时少尿情况的发生。

(b)血管扩张剂

血管扩张剂(如:硝酸甘油 0.5~5mg/h)对于降低 CVP 更可行、容易滴注控制。它具有松弛血管平滑肌、降低血管压力同时又能够维持相同的血管床容量。硝酸甘油作为血管扩张药物,其在低血容量的时候对静脉系统的扩张作用较动脉系统更为显著。其起效快,半衰期短。同时可以通过滴注速度来调节至所要求的 CVP 水平。

12.7 运用低中心静脉压技术进行肝切除术的过程

(1)术前评估

充分评估心肺功能,保证患者能够承受低血压。排除患者有长期应用硝酸甘油类药物,用以避免术中可能产生的耐药情况。

(2)术中措施

患者接受全身麻醉后,静脉通路应该予以生理盐水 100ml/h,目的是维持尿量在大于 30ml/hr。右侧颈内静脉留置双通道的静脉导管用来检测 CVP。如果患者年龄小于 50 岁或者有 ASAI,应该留置动脉导管检测动脉压。

在开始进行肝实质切除过程中,可以静脉滴注 0.5~6ng/h 的硝酸甘油,维持 CVP 在 2~3cmH$_2$O。在低位的 CVP 水平时,需要担心灌注不足和脏器的组织缺氧等情况。而以上这些问题可以通过提高辅助通气的吸入氧分压(FiO$_2$)至 80% 并用血管加压药物(肾上腺素 0.05mg 静脉应用)来使平均血管压维持在 50mmHg 左右,从而保持足够的氧分压供应重要器官。如果仍有出血,可以通过液体的输入来补充循环的丢失。

在完成肝切除术后,Pringle 阻断解除、肝创面进行了止血后。CVP 可以通过停止硝酸甘油的滴注而回升到 10mmHg,同时可以通过灌注 1~2L 的胶体(如:Gelofusin)来恢复血容量。外科医生再次对肝创面进行止血。

12.8 结论

虽然没有对低 CVP 行肝切除术的相关风险和优点评价的随机对照试验,但是在肝切除术中避免高 CVP 是非常合理的。仔细运用低 CVP 技术进行肝切除术能够显著减少术中的出血量是非常有帮助的。

12.9 延伸阅读

1. Huntington JT, Royall NA, Schmidt CR. Minimizing blood loss during hepatectomy:a literature review. J Surg Oncol 2014;109;81-88.

2. Lin CX, Guo Y, Lau WY, et al. Optimal central venous pressure during partial hepatectomy for hepatocellular carcinoma. Hepatobiliary Pancreat Dis Int 2013;12;520-524.

3. Guo Y, Lin CX, Lau WY, et al. Hemodynamics and oxygen transport dynamics during hepatic resection at different central venous pressures in a pig model. Hepatobiliary Pancreat Dis Int 2011;10;516-520.

第十三章
肝脏入肝与出肝血流的阻断

　　肝脏切除时失血量以及围手术期输血量均会增加围手术期并发症发生率和死亡率,以及远期生存时间。肝切除时能够有效、安全、迅速的控制出血是肝脏外科医生的首要目标,它可以通过多种途径而实现。

13.1 门管三联入肝血流阻断（Pringle 法）

　　1903 年,von Haberer 报道了应用肝动脉结扎来治疗肝外伤。我们现在知道,正常肝脏的 75%~85% 血流是通过门静脉系统,而肝动脉供血仅占肝脏血供的 20%~25%。所以,结扎肝动脉对于减少肝外伤患者的失血是无效的。另外,结扎肝动脉会导致肝组织缺血,从而加重原来的肝脏损伤。

　　1908 年,Pringle 报道了钳夹肝门来控制肝外伤后的出血。此种方法可通过使用血管钳夹闭,或通过在肝十二指肠韧带周围套紧吊带而实现,此操作阻断了肝动脉和门静脉的入肝血流。他所有的患者均已死亡,而在当今循证医学的时代,这种 Pringle 方法在临床实践中应该禁止使用。但是,Pringle 在兔身上的实验以及他个人的经验表明 Pringle 方法不仅在紧急情况下可以减少出血,还可以在部分肝脏手术中防止出血。后来 Pringle 法变得十分普及,而且在部分肝脏切除中是最经常被采用的方法之一(图 13.1)。

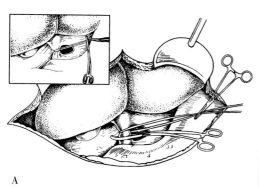
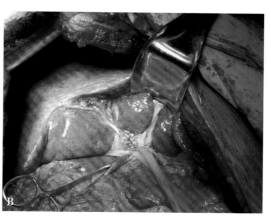

图 13.1　Pringle 法。A. 使用了一把血管钳,或使用一根血管吊带绕过肝十二指肠韧带;B. 术中照片

13.2 选择性入肝血流阻断

选择性入肝血流阻断是指仅阻断那些供应计划切除部分的肝脏血供。此技术首先是由 Makuuchi 等人于 1987 年应用于半肝血流阻断。此技术的优点是未阻断肝脏无缺血，防止了肝脏的淤血，并且有更好的血流动力学耐受性。此技术的缺点是未阻断的肝脏创面会有持续的出血。

选择性入肝血流阻断可以通过 3 个水平来实现：

（1）在门脉三联分出分别供应右半肝和左半肝的右干和左干水平：

（a）由于右干和左干位于肝外，这可以在肝外通过降低肝门板来实现（见第 4 章和第 5 章）；

（b）还可以通过下列途径在肝内实现：

（i）Launois 肝内经肝裂途径（见 4.3 章节）。

（ii）Launois 后肝内途径（见 4.3 和 15.3 章节）。

（iii）Takasaki Glissonian 蒂途径（见 15.3.1 章节）。

在这一水平，肝动脉、门静脉和胆管的分支可在鞘内进行切断（筋膜外途径），或者打开筋膜鞘，分别结扎肝动脉，门静脉和胆管的分支（筋膜内途径）。在肝门应用筋膜内途径是可以接受的。但是，在肝扇区和肝段水平最好使用筋膜外途径（见 4.1 章节）在使用筋膜外途径时，首先用血管钳钳夹肝蒂，确保要切除的肝脏与肝脏缺血部分是一致的。

（2）在肝扇区分支的水平。在肝内，肝动脉、门静脉和胆管的分支包裹在 Glissonian 鞘内。在右侧，进一步解剖右肝蒂直至右前扇区和右后扇区肝蒂，在左侧，进一步

解剖左肝蒂直至内扇区和左外扇区肝蒂。我们已经在前面详细讨论过了肝 4 段的 Glissonian 鞘（见章节 6.2）。在切除右前扇区时，由于 Hjortsjo 沟的存在，要特别注意有损伤右后扇区肝管的可能（见章节 6.3.1），还要在左半肝切除时注意因存在右后扇区管道汇入左肝管可能而导致损伤右后扇区管道（见 6.3.2.3 章节）。

（3）在肝段水平，进一步解剖肝扇区肝蒂直至肝段的 Glissonian 蒂（见 15.4 章节）。

13.3 选择性门静脉主干阻断

不使用 Pringle 法完全阻断门管三联的血流，而尝试仅阻断门静脉主干的血流（图 13.2）。这种想法是为肝脏保留肝动脉的血流，因而减少了肝脏切除过程中的缺血 - 再灌注损伤。虽然动物研究表明在缺血的肝脏，肝癌的微转移灶生长较快，但是仍没有临床证据支持门静脉主干阻断的应用。此种方法的主要缺点是：①在肝脏切除时，肝脏创面会有较多的出血；②在阻断之前要花时间解剖门静脉主干。

13.4 维持低中心静脉压（见第十二章）

肝脏从全身动脉和门静脉系统中接受了丰富的血液供应。在肝切除术时，术中失血是不可避免的，而且它明显影响了患者的术后发病率和生存率。减少术中失血可以明显改善患者的预后。在肝切除时一项重要的减少出血的方法是降低中心静脉压（CVP）。它可以减少术中出血。它还可以减少输血量，缩短手术时间，减少住院时间，减少术后肝肾功能损害以及并发症发病率。

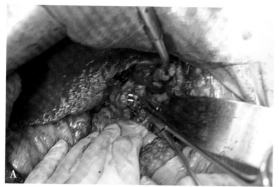

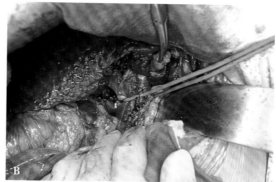

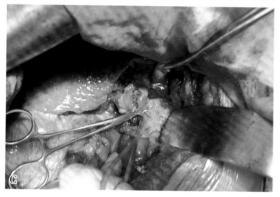

图 13.2　选择性完全阻断主门静脉。A. 分离肝固有动脉;B. 肝门周围套带子以保留肝固有动脉;C. 阻断门静脉主干和肝总管而不阻断肝固有动脉

在肝切除时,钳夹肝门可以控制肝动脉和门静脉的出血(Pringle 法)。可是,在肝静脉和肝短静脉属支破裂的情况下会有明显的额外失血。此种失血直接与肝静脉的压力梯度以及损伤血管的直径成正比。由于肝血窦状隙压力与中心静脉压(CVP)有关,保持较低的 CVP 可以降低肝血窦状隙的压力,从而减少术中失血量。

CVP 的正常值是 5~12mmHg(相当于 7~16cmH_2O)。CVP≤6mmHg(或 8cmH_2O)定义为低 CVP。大多数肝脏外科医生要求 CVP≤3.6mmHg(或 5cmH_2O),有些医生甚至要求 CVP 接近 0。

有两种主要的方法来降低术中的中心静脉压。第一种方法是使用改变体位的方法。反 Trendelenburg 位(头侧抬高 ~15°),将血管腔中的血液集中于下肢,从而降低 CVP。可是使用这种方法在理论上有发生空气栓塞的风险。有些外科医生也不喜欢患者处于这种体位时进行手术。因此,此种方法不常用。第二种方法是使用药物。经常使用的是两类药物:利尿剂和静脉扩张剂。静脉推注袢利尿剂(如:呋塞米 5 - 40mg i.v.)可以减少血管内的血容量,从而降低 CVP。可是,血管内血容量的减少会激活肾素 - 血管紧张素 - 醛固酮系统,提高 ADH 水平,这会在利尿作用发生后一两天导致术后少尿的发生。其他的方法是静脉内注射低浓度的硝酸酯类药物(如:三硝酸甘油 0.5~3mg/h),这可能是降低 CVP 更加实用而且可调控的方法。在低浓度时,它对静脉系统的血管扩张作用较动脉系统明显。CVP 会随着药物剂量的逐渐增加而达到预期水平。如果出现了过量失血,可以通过进一步补液来补充容量的损失。

使用此技术时主要器官的低灌注也是

需要关注的,但是这一问题可以通过提高吸入氧浓度(FiO$_2$ 80%)以及使用血管加压药(去氧肾上腺素 0.05mg i.v.)来保持平均动脉压在 50mmHg,以保证重要器官有足够的氧气输送。

在完成肝实质切除之后,松开 Pringle 法使用的钳子,在肝脏创面上充分止血。然后通过停止静脉内输注硝酸酯类药物,并且输入 1~2L 生理盐水,增加血容量,将 CVP 提高到 >10mmHg。在肝创面上再进行一次可靠止血。

如果小心使用的话,低 CVP 技术在肝切除术时会明显有助于减少失血。

13.5 全肝血流阻断

全肝血流阻断联合了 Pringle 法入肝血管阻断,以及在肝上钳夹肝静脉上方的下腔静脉,在肝下钳夹肾静脉上方的下腔静脉实现全肝血流的完全阻断(图 13.3)。偶尔情况下需要分离膈下血管,使肝上下腔静脉的解剖变得容易。结扎右肾上腺静脉后,肝脏即完全从全身循环中分离出来。

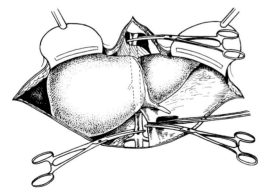

图 13.3 全肝血流阻断

全肝血流阻断的目的是减少术中失血,避免空气栓塞,而且可在少血的视野中实现精细解剖。建议在切除肝脏腔静脉旁部的

浸润性肿瘤中使用此技术,而且它对于合并有下腔静脉中存在瘤栓的情况是十分有帮助的,因为全肝血流阻断防止了术中下腔静脉中栓子的脱落。主肝静脉或下腔静脉重建在全肝血流阻断技术下是可以安全进行的(图 13.4)。

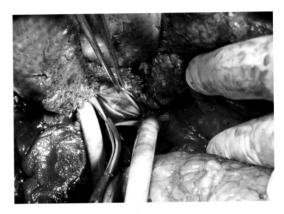

图 13.4 在全肝血流阻断下可以打开下腔静脉,或切除部分下腔静脉,然后进行安全的血管重建

全肝血流阻断可引起明显的血流动力学变化,术中需要密切监测以及麻醉医师的协助。全肝血流阻断需要 12~15mmHg 的较高的中心静脉压来维持心脏前负荷,以使患者耐受完全阻断。在进行全肝血流阻断前和之中大量的液体输入增加了术后肝脏、肾脏和呼吸功能障碍以及腹水的风险。在正常容量的患者,如果心输出量下降超过 50% 或者平均动脉压下降超过 30%(如:小于 8mmHg)即被定义为对全肝血流阻断血流动力学无法耐受。已经报道过有 10%~20% 的患者存在这种情况。除了在钳夹下腔静脉过程中的血流动力学效应外,还存在松开下腔静脉和肝门后的血流动力学改变以及生化改变。

全肝血流阻断的手术步骤是先阻断门管三联,然后阻断肝下下腔静脉。如果患者对双重阻断是耐受的,最后就可以钳夹肝上下腔静脉(图 13.5)。在进行肝切除前应试

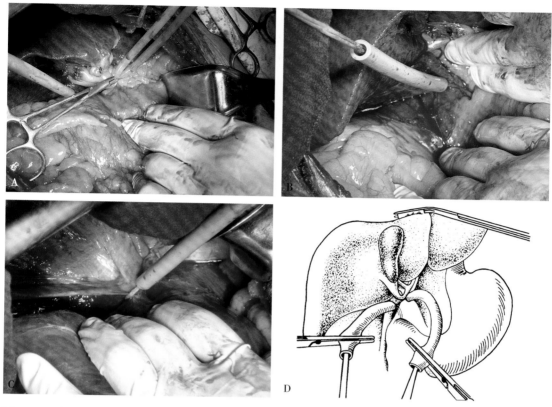

图 13.5 全肝血流阻断的手术步骤。A. 首先阻断门管三联;B. 然后阻断肝下下腔静脉。如果对双重阻断是耐受的;C. 阻断肝上下腔静脉;D. 显示了全肝血流阻断的全图

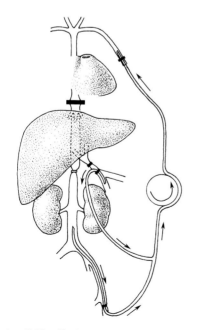

图 13.6 静脉 - 静脉转流术联合完全肝血流阻断

验性完全钳夹 5 分钟。肝切除后,以相反的顺序松开阻断的血管。首先释放肝上下腔静脉。如果肝脏创面没有活动性出血,就可以去除对肝下下腔静脉和肝门的阻断。

如果患者不能耐受试验性钳夹,或者如果全肝血流阻断预期时间较长(>1 小时),为了防止包括肠系膜淤血以及心血管系统不稳定的副作用,应联合应用静脉 - 静脉转流术与全肝血流阻断(图 13.6)。

13.6 选择性肝血流阻断

13.6.1 选择性全肝血流阻断

选择性全肝血流阻断包括将肝脏与下

腔静脉游离，Pringle 法阻断入肝血流，分别在肝外阻断肝右静脉和肝中／肝左静脉的共干。将肝脏的血管完全从全身循环中分离而不影响腔静脉血流，因而避免了与全肝血流阻断有关的血流动力学和生化改变。

在解剖和分离肝右静脉和肝中／肝左静脉共干时，下列解剖结构十分重要：右侧的肝腔静脉韧带（见 3.5 章节），肝右静脉和肝中／肝左静脉主干之间的陷窝（见 8.2.1 章），以及静脉韧带（见 6.10 章节）。分离右肝静脉的第一步是解剖肝右静脉和肝中／肝左静脉共干之间的陷窝（图 13.7A），然后解剖肝裸区，分离并解剖肝腔静脉韧带（图 13.7B），分离肝右静脉（图 13.7C），阻断肝右

静脉（图 13.7D）。分离肝中／肝左静脉共干，手术步骤是解剖肝右静脉和共干之间的陷窝（图 13.8A），分离并解剖此共干附近的静脉韧带，然后将左肝转向前上方，解剖共干的后部（图 13.8B），进一步解剖此陷窝，然后（图 13.8C）在此主干周围套带子。

不建议在肝外分离肝中静脉和肝左静脉，因为在绝大多数患者这两根静脉有共享的血管壁。偶尔的情况，肝中静脉和肝左静脉已经在肝外分离，可以分别在其上绕带（图 13.9）。

另外一种选择性血管阻断途径是完全不分离肝右和肝中／肝左静脉，而从下方通过解剖它们之间的陷窝而分离它们，然后使

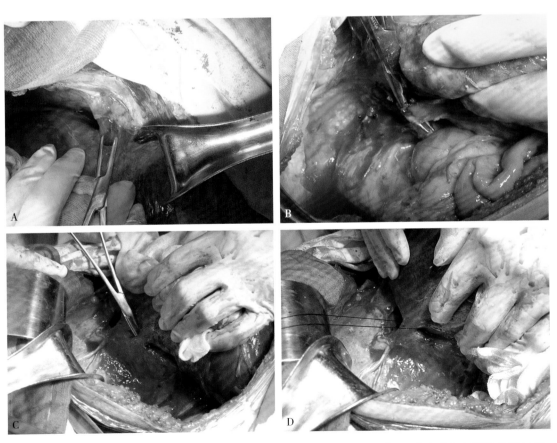

图13.7　分离肝右静脉。A. 解剖肝右静脉和肝中／肝左静脉主干之间的陷窝；B. 分离并解剖肝腔静脉韧带；C. 分离肝右静脉；D. 肝右静脉绕带并阻断

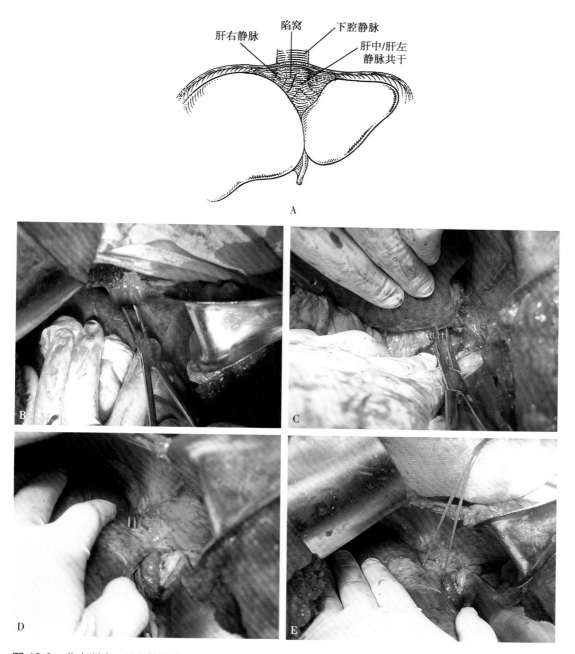

图 13.8 分离肝中 / 肝左静脉共干。首先找出肝右静脉和肝中 / 肝左静脉共干之间的陷窝(图 13.8A),然后解剖这陷窝,分离肝右静脉和肝中 / 肝左静脉共干(图 13.8B),将左肝上抬,分离静脉韧带,解剖此共干的后部(图 13.8C)。进一步解剖陷窝以分离此共干(图 13.8D),绕带已经悬吊共干上(图 13.8E)

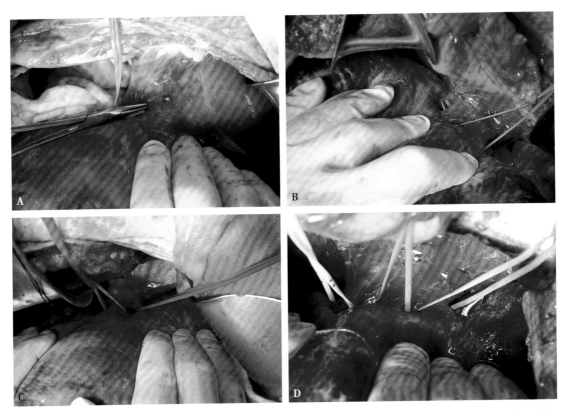

图 13.9 分离肝中静脉和肝左静脉(比较危险,因为有些患者这两根静脉共用一个壁):解剖肝右静脉和肝中 / 肝左静脉共干之间的陷窝(A)分离主干并套带子(B)进一步解剖以分离肝中静脉和肝左静脉之间的间隙(C)分别对肝右静脉,肝中静脉和肝左静脉绕带(D)

用血管钳闭合静脉的管腔(图 13.10)。

13.6.2 选择性部分肝血流阻断

选择性肝血流阻断也可以是部分性的,仅对于右半肝或左半肝而言。这不经常使用,可能是因为解剖右肝静脉和中肝 / 左肝静脉被认为是很困难的。对于右半肝的选择性血管阻断,可降低肝门板(见章节 4.3)以便控制右肝蒂。在分离和结扎肝腔静脉韧带后,可以控制肝右静脉(见章节 3.5 和以前的部分)对半肝进行选择性血流阻断的优势是避免剩余肝脏的缺血 - 再灌注损伤,保持门静脉通畅及门静脉的血流,

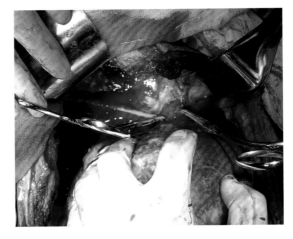

图 13.10 在肝右静脉和中肝 / 肝左静脉共干(未显示 Pringle 法)使用血管钳来进行选择性血管阻断

从而避免门静脉淤血。主要的缺点是肝创面仍然会出血,这是因为半肝有双侧的血液供应。对于左半肝的选择性血流阻断,在降低了肝门板平面后就可以控制左侧肝门蒂(见章节 3.5),而在分离静脉韧带后就可以控制肝中 / 肝左静脉共干(见章节 6.10)。

　　陈孝平等作者修改和发展选择性部分肝血流阻断的手术方法。他们不使用肝外解剖门管三联的右或左肝分支,更不使用肝外解剖肝右静脉、肝中和肝左静脉主干、或肝左静脉。代替肝外解剖,他们使用肝内结扎。在右半肝切除时,他们先把一根线围绕并结扎门管三联的右半肝分支(图 13.11A),然后结扎肝右静脉(图 13.11B)。当右半肝的入血和出血受阻后,就进行断肝于缺血界面。同样地,他们用于左半肝切除的步骤是

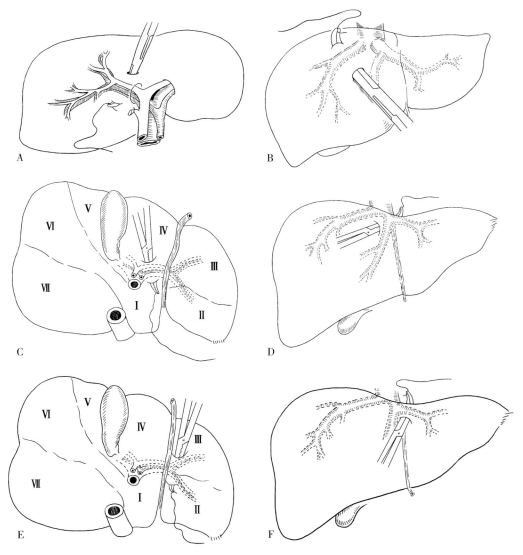

图 13.11　A. 围绕一根线并结扎右半肝的门管三联分支;B. 结扎肝右静脉;C. 结扎左半肝的门管三联分支;D. 结扎肝中 / 肝左静脉主干;E. 结扎肝左外区的门管三联分支;F. 结扎肝左静脉

先结扎门管三联的左半肝分支(图 13.11C),然后结扎肝中/肝左静脉主干(图 13.11D)。在肝左外区切除,他们就只结扎门管三联供应肝左外区(图 13.11E)和肝左静脉(图 13.11F)。陈氏的修改术式,虽然可以在较短时间内阻断有关切除肝脏部分的入血和出血结构,但它却缺乏肝外解剖和控制这些结构的精细、准确和可靠性。

13.6.3 Pingle 法 + 肝下腔静脉阻断

陈孝平等作者提出使用 Pringle 法和肝下腔静脉阻断来减低断肝时肝创面出血量。他们的方法和全肝血流阻断手术相似。唯一不同是没有使用肝上下腔静脉阻断。我个人觉得这手术和全血流阻断比较没有特别的好处,因为这手术不能防止空气栓塞的发生,而它却有着全肝血流阻断相关的缺点。

13.7 肝脏血流阻断过程中对于长时间缺血的保护方法

用 Pringle 法实施的入肝血流阻断以及完全/选择性血流阻断技术在肝切除时可以减少失血,以及围手术期的输血量。另外,这些技术为肝实质切除提供了一个清晰的视野,使得切除更加容易。当肝切除的钳夹时间低于30分的时候,患者通常是可以耐受的,长时间的血流阻断会对残肝造成严重的缺血/再灌注损伤。伴有肝硬化的肝脏与正常肝脏相比,更容易受到这种损伤。长时间的缺血对于术后肝功能,肝脏再生以及预后有不良的影响。可以应用一些方法来延长血流阻断时间。

13.7.1 间歇性门管三联阻断术

这种技术是交替阻断门管三联,其间有短时间的放松以及门静脉的血液再灌注。最常用的方法是肝切除时阻断15分钟/再灌注5分钟。此项技术的缺点是,与持续肝门钳夹相比,放松时有很大的失血量。

13.7.2 持续入肝血流阻断的缺血预处理

缺血预处理包括阻断肝门引起的短暂缺血期(10-15 分钟),随后是短暂的再灌注间歇(10-15 分钟),然后是切除肝脏时持续流入阻断。

13.7.3 原位低温条件下的持续流入阻断

在原位低温条件下持续阻断的优点是延长了安全缺血时间,防止出血,因为这种方法不需要反复钳夹和再灌注。肝切除时的原位低温技术可以通过简单的局部(表面)降温实现。简单局部降温可以将肝脏的核心温度降低至 20-25℃。

以图表表示,入肝血流阻断缺血和放松(再灌注)分别以黑色和白色的条块表示(图 13.12)。

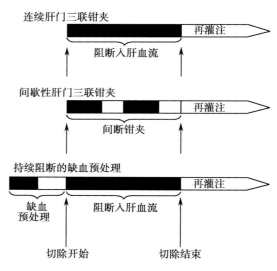

图 13.12　流入阻断(黑色)和放松再灌注(白色)

13.8 安全钳夹时间

使用不同手术保护策略时肝血流阻断最长的安全时限在表 13.1 中显示,它们在正常和肝硬化的肝脏是不同的。

表 13.1 安全阻断时限

阻断肝门	正常肝脏	肝硬化肝脏
持续阻断	60 分钟	30 分钟
间断阻断	>120 分钟	60 分钟
预处理	75 分钟	?
低温 + 持续阻断	90 分钟	60 分钟

P. Clavien

13.9 低温输注技术

非常复杂的肝切除术联合残存血管的重建情况下,需要较长时间的肝血管流入和流出道的控制。为了克服正常体温缺血或通过局部降温获得的低温中存在的时间限制的问题,采用冰冻保存液灌注法,如:威斯康星大学(UW)保存液,可以提高残肝对缺血的耐受力。可以通过下列三种方法之一,用 4℃保存液进行肝脏灌注。

13.9.1 原位灌注法

在原位灌注法中,肝门的解剖很少,仅解剖用于灌注的肝动脉或门静脉。在图 13.13 中,为行右肝切除,可通过右肝动脉到左肝进行灌注。在动脉分叉处的下方钳夹肝门。结扎并分离右肾上腺静脉。在下腔静脉上方和下方钳夹。一旦耐受了完全肝血流阻断,即开始进行 4℃ UW 保存液的灌注,在肝下下腔静脉或在一支肝静脉汇入下腔静脉的末端进行腔静脉切开引流。通常灌注到腔静脉的流出液澄清为止。在肝切

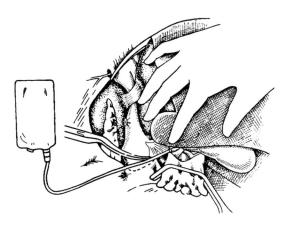

图 13.13 用原位技术进行低温输注

除完成之后,用 4℃乳酸林格液灌注残肝将保存液冲洗掉。用不可吸收缝线对肝脏创面上的渗血点进行缝合而完成止血。用 4/0 单纤维缝线闭合腔静脉切开处。去除灌注管,结扎动脉残端。通过放松和迅速钳夹肝下下腔静脉钳来检查止血效果后,控制住明显的出血点。移除肝上钳后,放松肝下钳和肝蒂钳。

少见的情况是,对于完全肝脏血流阻断耐受较差者,可以建立静脉 - 静脉体外循环(图 13.6)。在体外循环灌注开始前,要进行全身肝素化,以减少内转流形成血栓的风险。肝素化应轻微,而且能够在 1 小时后进行中和,以避免再灌注肝脏出现急剧而不可控制的出血。

13.9.2 体内异位灌注法

通过分离镰状韧带,冠状韧带和三角韧带而使肝脏游离。必要的静脉 - 静脉旁路可通过左侧大隐静脉,肠系膜下静脉和左侧的腋静脉套管而实现。依次阻断肝下下腔静脉、门管三联和肝上下腔静脉。切断肝右静脉和肝中 / 肝左静脉共干以及结扎分离所有的肝短静脉后,肝脏便分离出来,但是还与肝蒂相连。通过肝右动脉到

左肝用4℃ UW保存液进行灌注,以便进行右肝切除,如图13.14所示。通过肝静脉引流灌注液。然后进行肿瘤切除,血管和胆管的重建。完成肝切除后,去除降温系统。残肝的肝静脉,有时在重建后还可以重新植入它原先在下腔静脉的入口处,或者植入下腔静脉切开处。UW保存液用4℃ 乳酸林格液进行冲洗。去除灌注管,闭合腔静脉切口。去除血管阻断钳。数分钟后,中断静脉-静脉体外循环。小心应用全身肝素化。

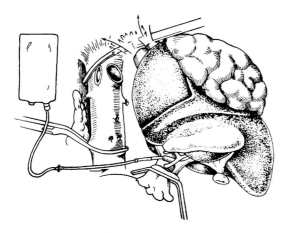

图13.14 应用体内异位转流技术进行低温灌注

13.9.3 离体灌注法

Pichlmayr所描述的离体切肝技术,原则是自体肝移植。若不能获取较长的血管和补片,精细的解剖以及再吻合是必须进行的。必须实行静脉-静脉旁路。低温肝脏灌注是在钳夹腔静脉后在原位进行的。如果已经分离好了血管,那么肝脏可以在1~2分钟内切除。在肝脏移除后继续在原位置进行体外循环灌注。肝切除完成后,残肝放入腹腔,重新进行血管和胆管的吻合。

13.10 延伸阅读

1. Hannoun L, Borie DC. Major Liver Resections Using Hypothermic Perfusion. In: Techniques in Liver Surgery. Ed: Mazziotti A, Cavallari A. Greenwich Medical Media, London 1997, Chapter 25, pp 239-247.

2. Pichlmayr R, Grosse H, Hauss J, Gubematis G, Lamesh P, Bretschneider HK. Technique and preliminary results of extracorporeal liver surgery (bench procedure) and of surgery of the in situ perfused liver. Br J Surg 1990; 77: 21-26.

3. Takasaki K. Glissonian Pedicle Transection Method for Hepatic Resection. Springer, Tokyo 2007, pp 1-143.

4. Müller M, Petrowsky H, Clavien P. Techniques of Vascular Control and Protective Strategies for Parenchymal Transection. In: Hepatocellular Carcinoma. Ed: Lau WY. World Scientific, Singapore 2008, Chapter 23, pp 507-527.

5. Lau WY. The history of liver surgery. JR Coll Surg Edinb 1997; 42: 303-309.

6. Chen XP, Qiu FZ. A sample technique ligating the corresponding inflow and outflow vessels during anatomical left hepatectomy. Langenbecks Arch Surg 2008; 393: 227-230.

7. Chen XP, Zhang ZW, Zhang BX, et al. Modified technique of hepatic vascular exclusion: effect on blood loss during complex mesohepatectomy in hepatocellular carcinoma patients with cirrhosis. Langenbecks Arch Surg 2006; 391: 209-215.

8. Ni JS, Lau WY, Yang Y, et al. A prospective randomized controlled trial to compare Pringle manoeuvre with hemi-hepatic vascular inflow occlusion in liver resection for hepatocellular carcinoma with cirrhosis. J Gastrointest Sug 2013; 17: 1414021.

9. Yang Y, Lai EC, Fu SY, et al. A prospective randomized controlled trial to compare two methods of selective hepatic vascular exclusion in partial hepatectomy.

Eur J Surg Oncol 2013;39:125-130.

10. Yang Y,Fu SY,Lau WY,et al. Selective main portal vein clamping to minimize the risk of recurrence after curative liver resection of hepatocellular carcinoma. Hepatogastroenterology 2012;59:1560-1565.

11. Zhang J,Lai EC,Zhou WP,et al. Selective hepatic vascular exclusion versus Pringle manoeuvre in liver resection for tumours encroaching on major hepatic veins. Br J Surg 2012;99:973-977.

12. Fu SY,Lau WY,Li GG,et al. A prospective randomized controlled trial to compare Pringle maneuver,hemihepatic vascular inflow occlusion, and main portal vein inflow occlusion in partial hepatectomy. Am J Surg 2011;201:62-69.

13. Fu SY,Lau WY,Li AJ,et al. Liver resection under total vascular exclusion with or without preceding Pringle manoeuvre. Br J Surg 2010;97:50-55.

14. Fu SY,Lai EC,Li AJ,et al. Liver resection with selective hepatic vascular exclusion:a cohort study. Ann Surg 2009;249:624-627.

15. Xia F,Lau WY,Qian C,et al. Continuous occlusion of hepatic artery proper for prevention of blood loss in partial hepatectomy for ruptured hepatocellular carcinoma:a case-matched comparative study. Ann Surg Oncol 2011;18:1638-1643.

16. Xia F,Lau WY,Qian C,et al. Surgical treatment of giant liver hemangiomas:enucleation with continuous occlusion of hepatic artery proper and intermittent Pringle maneuver. World J Surg 2010; 34:2162-2167.

第十四章
断肝技术与控制残肝创面出血的不同方法

大多数肝切除的出血是在断肝实质过程中发生的。有许多技术可以减少断肝过程中的出血。

14.1 指捏法

指捏法及其衍生出的一系列改良技术，是在断肝实质时最常用的防止出血技术。它的主要根据是肝脏组织易被手捏碎，而Glisson鞘中的血管、胆管分支及肝静脉的较大分支都完整的保留下来。分离、结扎较大的分支，分离和电凝较小的分支，从而减少术中失血。操作过程中术野清晰，也减少了意外损伤动脉、静脉等管道的几率，达到了减少失血→术野更清晰→较少的血管意外损伤→减少失血的良性循环。

14.1.1 指捏法的发展史

1899年，Keen注意到肝包膜可以很容易的从肝实质上剥离下来。Anshutz于1903年报道肝组织很容易被手指捏碎。1953年这些发现被运用于临床，Quattlebaum用刀柄刮碎肝组织，暴露出管道，使得肝切除变得很容易。Finehurg于1953年报道了另外一种用手指挤捏或用刀柄压碎肝组织的类似技术。1958年，Tien-yu Lin报道了指捏技术在肝切除术中的应用，并且推广了这一技术。Ton That Thung于1963年采用Pringle法和指捏法相结合进行肝切除，进一步减少肝切除过程中的失血。自此，指捏法成为了全世界肝脏外科医生广泛采用的技术，并得到不断的改良和发展。

14.1.2 指捏法的改良

指捏法的操作方法是用拇指和示指捏碎较软的肝组织，剩余血管和胆管使用电凝，或结扎、离断。

我的拇指宽度大于2cm（图14.1），应用指捏法肝切面的宽度至少要达到2~3cm，切肝后的两个创面也不甚平整。

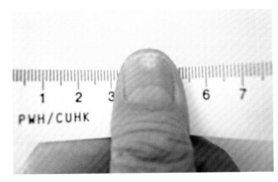

图14.1 我拇指的宽度＝使用指捏技术时肝切除平面的宽度

为了优化指捏法，许多改良方法应运而生。

（a）Kelly钳技术

这是最简单的肝实质切除技术，也称为

挤压 - 钳夹法。先用电刀切开肝包膜。通过开、合 Kelly 钳,夹碎肝脏实质。用电凝控制小血管的出血。当遇到大血管和胆管分支时,分别分离,并用血管钳夹闭,结扎或用丝线缝扎,然后离断(图 14.2)。重复上述步骤,直至肝脏肿瘤切除。

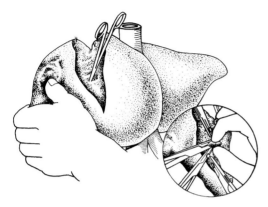

图 14.2 使用 Kelly 钳技术,首先用钳子夹碎肝实质,然后显露管道,分别钳夹,用丝线结扎(小图)

此方法快捷、简单和廉价。与 Pringle 法联合使用可以较好的控制出血。由于 Kelly 钳比手指窄,所以切除平面更窄,失血较少,肝切面也更平整。

(b) 超声外科吸引系统(西赛尔,SᴏɴᴀSᴛᴀʀ,Misonix)(Cavitational Ultrasonic Surgical Aspirator,以下简称 CUSA)

此器械由一个控制台和手柄组成(图 14.3、14.4)。在手柄内,换能器激活一个沿其纵轴的中空的钛尖端,使尖端与组织接触时,机械能可以转换,形成一个高压和低压区。当压力低于组织液的蒸汽压时,细胞内形成空泡,扩大而裂解,产生使细胞发生破碎的力。肝实质细胞与血管和胆管结构相比含有更多的水分,而后者含有较多的弹力纤维和胶原。手柄尖端的超声振动选择性破坏了肝实质细胞。同时,手柄尖端有恒定的水流,吸引器与中空的尖端相连,抽吸冲

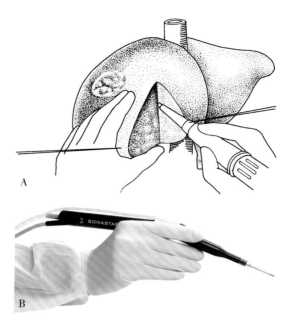

图 14.3 A. 使用超声外科吸引系统(CUSA)进行肝切除;B. 外科医师握持手柄

洗物、血液和组织碎片。可以分别调整负压吸引,冲洗器和振动器的设置。如果调整合适,在切除肝实质时,即使是最小的血管和胆管也会保持完整(图 14.5A)。超声外科吸引系统没有止血的功能,仅用于分离肝实质,以及显露血管和胆管结构。这些管道结构需要用电凝止血,大的血管和胆管需行结扎或缝扎(图 14.5B)。有些超声外科吸引系统可以与电外科设备联合使用。

CUSA 的主要优势是保存了胆管和血管的结构。可实现解剖结构上的血管 - 胆管系统的广泛显露。甚至可以分离、显露至段或亚段的门静脉分支。另外的优势是因为手柄尖端的精细分离可提高手术精确性,并减少失血。

CUSA 的缺点是它的费用高,在很多中心因此没有这种设备。许多作者报告此项技术分离肝实质时速度较慢。也有一些人认为合并肝硬化的肝脏含有较多的纤维组

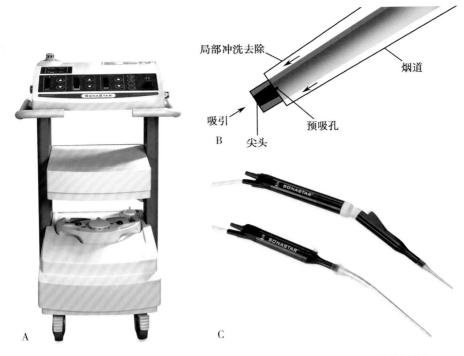

图 14.4　西赛尔 CUSA。A. CUSA 控制台；B. 手柄的尖端；C. 不同的手柄

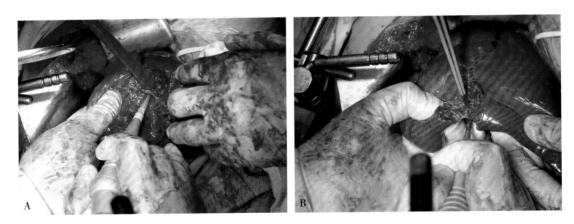

图 14.5　使用西赛尔 CUSA 分离肝组织剜除血管瘤。A. 切肝过程中小血管和胆管的结构可完整保存；B. 电凝分离出的血管

织，使用 CUSA 对其分离效果不好。

　　如果手术医生采用本书的作者所使用的方法，即使在肝硬化的肝脏，合理使用 CUSA 也可以在短时间内完成肝实质离断：

　　（1）手术医生用左手持肝脏，用右手持

CUSA 的手柄。

　　（2）沿切除平面用电刀切开肝包膜。

　　（3）手术医生用左手四指在肝背面肝切除平面上将肝脏抬起，这会使肝切除变得容易，并减少失血；用拇指置于肝脏前方帮助牵开切除平面。

（4）第二助手向切除平面的另一侧牵拉肝脏帮助牵开切除平面。

（5）从肝下缘开始分离。

（6）任何分离出的较大血管和胆管在患肝侧由手术医生上血管夹，并由第一助手在健肝侧结扎和离断。

（7）第一助手将分离出的小血管和胆管进行电凝。

（8）切除平面逐渐由前向后，由尾侧向头侧深入。切肝过程就像打开一本书一样。

（9）肝切除团队中由手术医生负责切除和钳夹，第一助手处理分离的血管和胆管。这将大大减少了切除时间。

（10）第二助手的工作是与手术医生的左手一起打开肝切除的平面（图14.6）。

（c）水压分离器

也称为喷水器。此设备（Hydro-Jet, ERBE, Tubigen, 德国）使用较高的压力，极细的盐水流来分离肝实质，而保护较大血管和胆

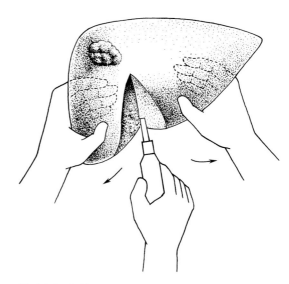

图14.6 肝切除时使用CUSA：像打开一本书一样切开肝脏

管。此作用是通过在探头表面像钻头一样旋转的层射流而实现的。对于正常质地的肝脏，水压器在每平方英寸大约传送550~650磅的压力。液体的压力使组织分离，在此处形成了切面（图14.7）。

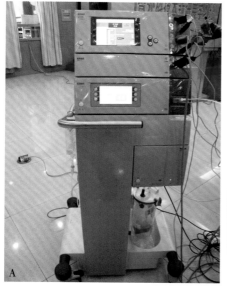

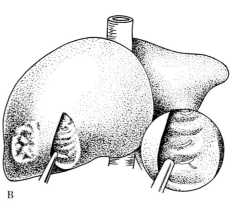

图14.7 水压分离器。A. 水压分离器设备；B. 使用水压器解剖肝实质，显露出下方的血管（插图），然后对其进行分离结扎

先以电刀切开肝包膜,术者可决定是否结合使用 Pringle 法。喷水器来回往复运动以分离肝实质。遇到血管和胆管时采用与Kelly 钳或 CUSA 法类似的方式处理。肝脏沿切面逐渐被切开。操作过程中需间断停顿并吸除术区的水以清晰视野,估算失血量时需扣除这些水的量。如此反复直至到肝切除完成。

水压分离器的优势是它的分离精确,可保护血管和胆管,减少失血。不足之处是费用高,比其他技术耗时长。

14.2 切除肝实质同时封闭血管和胆管分支的技术

14.2.1 血管闭合器

血管闭合器的原理即在两排钉线之间切断肝脏。手术闭合器的常见规格是长 30mm,45mm 或 60mm。闭合器中配有血管钉。

采用闭合器离断肝实质时应沿着肝切除平面开始,切开肝包膜。打开吻合器的两翼,一侧插入肝实质内,然后闭合来挤碎肝实质。残余的胆管和血管结构用闭合器闭合。重复此步骤,直至切除完成(图 14.8)。闭合器的优势是速度快。不足是费用高,易

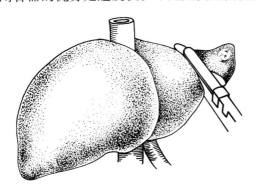

图 14.8 使用有血管钉的手术闭合器进行左外侧区离断

发生胆漏。

14.2.2 谐波超声手术刀和手术剪 (Harmonic Scapel or Scissors)

超声手术刀或手术剪,也称为超声刀(Ultracision,爱惜康内镜外科公司),它由三部分组成:发生器,安装能量转换线的手柄以及手术刀或手术剪。通过可控电流转换器将电流转变成机械超声振动。此振动从器械的杆传到尖端,即活动刀片。激活手枪式枪把后,活动刀片钳夹相对的垫圈,压迫肝组织,并产生摩擦力。摩擦力生热,从而使肝组织凝固(图 14.9)。

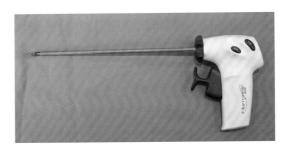

图 14.9 超声手术刀或手术剪

使用超声刀时先用电刀切开肝包膜,再用超声手术刀插入肝实质中,肝组织即发生凝固和离断。大血管或胆管必须用金属夹或缝线结扎。重复此步骤,直至切除肝脏。

此技术的优势在于可最大限度减少失血,它潜在的应用价值是可应用于腹腔镜肝切除。缺点是易发生胆漏,增加手术费用。

14.2.3 TissuelLink

解剖分离器使用由电发生器产生的射频能量通过导电液(如:盐水)传导到组织。盐水成为电极并使射频能量放大两倍到达此设备对组织的最高能量,增加接触面积,并保持切面的相对低温(100℃以下)。此设

备可使细胞胶原缩水,封闭了小的血管和胆管(图 14.10)。切肝过程中可以结合使用 Pringle 法或不使用。较大的血管和胆管结构需要用血管钳夹闭并结扎。

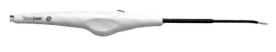

图 14.10　TissuelLink

此技术的优势是术中失血少。缺陷是费用高,切肝速度慢。

14.2.4 LigaSure 结扎速血管闭合系统

此器械(Valleylab,Boulder,CO)是一种双极血管封闭设备,与一个独立的能量发生器和反馈控制反应系统相连。压力和能量结合在一起,通过此设备的两翼传导到组织,融化血管壁的胶原和弹力蛋白而产生封闭作用,使其闭合(图 14.11)。它可以用于闭合直径小于 7mm 的血管。

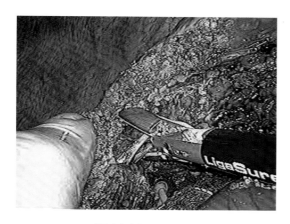

图 14.11　LigaSure

此技术可在电刀切开肝包膜后开始。将此设备的刀片插入到肝实质中,若干时间后它们之间封闭的肝组织即被破坏,仅剩余血管和胆管。然后热凝这些管道。松开两翼,剪断凝固的血管和胆管。重复这些步骤直到完成肝切除。

优点是减少失血,减少线结以及手术速度快。缺点是费用增加,对合并肝硬化的肝脏离断有困难。

14.3 在肝切除前凝固肝实质组织技术

14.3.1 微波组织凝固器

Tabuse 于 1979 年报道了使用微波组织凝固器在用手术刀切除肝脏之前来凝固肝实质切除面。可减少术中出血。进行该操作时需要多次将微波组织凝固器穿刺到切除面。在切除平面凝固后,用手术刀切除肝脏,肝脏的创面仅有非常少量的失血(图 14.12)。

我们的研究表明,切除平面的坏死区域较厚,虽然此技术在肝实质切除中对减少失血很有效,但胆漏和右侧胸腔积液的发生率较高。

14.3.2 射频凝固

射频热消融的原理是通过把射频波转化成热量而达到组织凝固。有一个降温尖头单探头设备。新一代 Habib® 4X(Emision Ltd,UK)是一个有四个呈正方形排列的电极配置的设备(图 14.13A)。四个针呈 2 × 2 排列,分成两对(图 14.13B)。可以使用两种器械:一个是在开腹手术中使用的,另一种较小的是用于腹腔镜手术。有 120mm 和 60mm 两种规格的电极。电极由包被不粘涂层的不锈钢材料制成。

使用降温尖头单探头设备进行非解剖

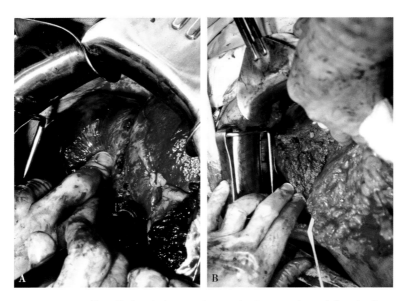

图 14.12 A.使用微波组织凝固器凝固肝切除面;B.在用手术刀切除肝脏并恢复出 / 入肝血流后,肝脏的切面没有出血

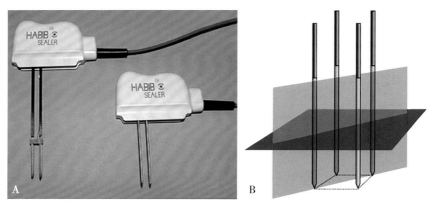

图 14.13 射频凝固器:Habib® 4X

性肝切除包括 5 个步骤(图 14.14):

步骤 1:在肝表面标记肿瘤的边缘(内线);

步骤 2:在内线标记外 2cm 肝包膜处标记肝切除线;

步骤 3:使用降温尖头单射频探头以及射频发生器来凝固肝切除平面;

步骤 4:每个部位需要获得坏死区域时所使用的探头的数量与需要切除的肝实质的深度有关。

步骤 5:用手术刀切除肝实质

用 Habib 4X 进行肝切除(图 14.15)

步骤 1:在肝表面标记肿瘤的边缘;

步骤 2:在与肿瘤相距 2cm 肝包膜处标记肝切除线;

步骤 3:用 Habib 4X 沿外线进行肝切除;

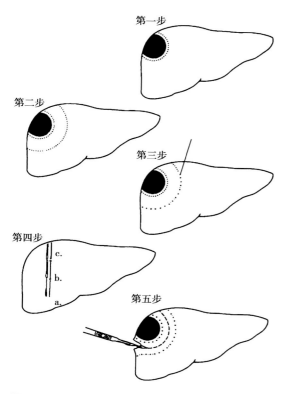

图 14.14　使用射频能量单探头设备通过五个步骤进行肝切除

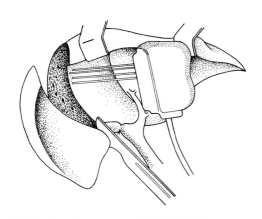

图 14.15　用 Habib 4X 射频凝固器进行肝切除

步骤 4：最后用手术刀在两行凝固的组织间切除肝实质

此技术主要的优势是减少失血，肝切除的速度快。不足之处为费用高，实用性差，距重要结构较近时切除线不精确。

14.4　肝实质切除技术：选择和基本原则

一个经常遇到的问题是：在目前多种可供选择的肝实质切除的技术中，哪一种是最佳的技术？

这个问题的答案很简单，最好的技术掌握在你的手中。不同的技术在不同医生的手中所起的作用不同，每个人都应该选择最适合他的技术与方法。

了解肝切除时基本原则的合理应用比进行肝切除的器械要重要得多。1966 年，Couinaud 写下这样一段话："指捏技术是种轻柔的技术，采用时必须遵循解剖原则；它应该精确的沿着肝裂进行直到分离至肝门处。使用该方法可以很快的切开肝脏并能控制在切除过程中的出血。"尽管距该论文发表已经 40 多年，但在已拥有先进设备和新技术的今天来说，这段名言仍具有重要的指导意义。

14.5　使用肝钳和止血带进行肝切除的技术

14.5.1　肝钳

有报道称使用肝钳可以减少肝切除术中的失血。Nakayama 可能是第一个设计了此种专用于肝切除的肝钳的人。设计出的许多肝钳均曾成功的用于肝切除术，包括 Stucke（1961），Storm 和 Longmire（1971），Lin（1973），Kanematsu 等（1974）以 及 de Souza（1979）设计的肝钳（图 14.16）。

从简单的肝楔形切除到扩大右半肝切除均可以使用肝钳（图 14.17、14.18），在大多

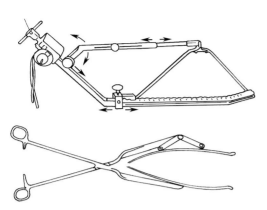

图 14.16　不同类型的肝钳

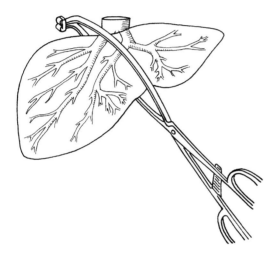

图 14.17　在肝切除术中应用肝钳

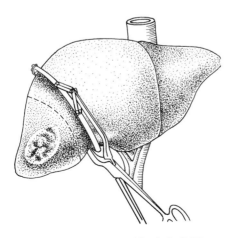

图 14.18　在进行外周楔形切除之前用 Longmire
肝钳压迫肝实质

数患者中使用的肝钳是由 Lin 设计的。

14.5.2　肝止血带

　　根据与肝钳相同的原理, Ma X 于 1981
年报道, 可以在肝脏周围使用 Velcro 尼龙止
血带(图 14.19), Li A 于 1989 年报道可以使
用乳胶管止血带(图 14.20)。

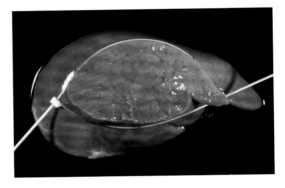

图 14.19　Velcro 尼龙止血带

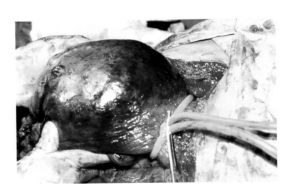

图 14.20　乳胶管止血带

　　所有这些肝钳和止血带均存在以下
缺陷:
　　(a) 容易发生滑动而偏移;
　　(b) 容易在肝钳/止血带处损伤并撕裂
肝脏;
　　(c) 在肝切除时的牵拉会撕裂肝短静
脉, 从而导致急速出血。
　　这些肝钳和止血带目前基本已不再使用。

14.6 肝创面的止血

肝脏切除之后,需要在肝创面上进行彻底的止血。

14.6.1 肝脏创面止血的历史

Postemski 于 1885 年第一个建议采用缝合肝脏来控制出血。Von Eiseberg,Keen,Kousnetzoff 和 Pensky 偏向于单独结扎肝切面上的出血血管,然而早期的大量出血使得它在技术上难以实现。Kousnetzoff,Pensky 和 Auvray 等发明了在创面边缘上用圆针和双线贯穿整个肝脏的褥式缝合技术。由于缝线易切割较软的肝组织,所以使用了一系列的垫片(图 14.21)。Ceccherelli 和 Bianchi 使用鲸鱼的骨头(1894),Payr 和 Martina 使用镁片(1905)来承载肝的缝线。Beck 于 1902 年提倡使用脱钙的骨板或腹部的筋膜。Stem 于 1905 年使用了牛肩胛骨的软骨。热凝法被经常使用,但是大多数医生发现热凝仅适用于小血管。一系列改良方法如蒸汽、热气、液态空气以及压迫钳等相继被应用,但是这些方法最终均被淘汰。带蒂肿瘤从腹腔中取出后,再用发夹,别针和其他方便

的器械固定住创面。广泛应用可移除式的大块结扎或捆扎技术使得肿瘤及蒂能缓慢从肝包膜分离和脱落。

上述这些技术大多数都已过时,已无人再使用。

14.6.2 现代肝创面止血技术

(a) 肝创面敞开

Keen 于 1899 年提出肝创面出血点缝扎,这是目前用于止血最好的方法。在现代肝脏手术中,大多数较大的出血点均可以用 8 字缝合法止血(图 14.22)。在大血管损伤的患者,需要在控制出血处之前,在出血点周围进行深部荷包缝合(图 14.23)。使用闭

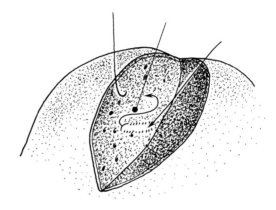

图 14.22 8 字缝合控制出血

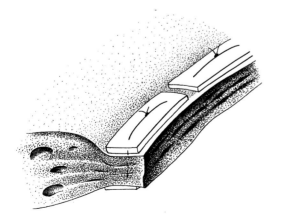

图 14.21 使用垫片缝合肝创面

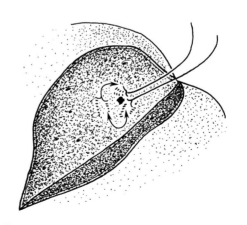

图 14.23 深部荷包缝合控制大静脉破裂出血

合器可夹闭出血血管的残端。电凝可控制小的出血点。创面的弥漫渗血可用氩气喷凝或组织胶喷凝进行止血。在止血并检查胆漏后，敞开肝创面(图 14.24)。可以用带蒂网膜覆盖创面来减少胆漏的发生，或用纤维蛋白胶喷洒肝创面(图 14.25)。

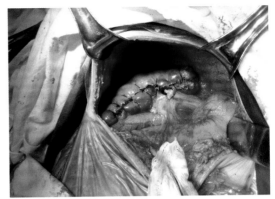

图 14.26　仅当止血困难以及切除后肝创面较小时才将肝创面缝合在一起

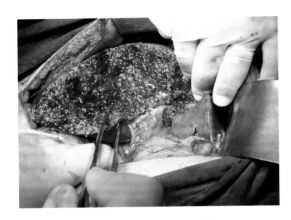

图 14.24　肝切除后的创面

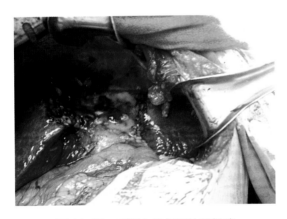

图 14.25　喷洒在肝创面的组织胶

（b）肝创面对拢缝合

在少数例外情况下，当患者因为凝血障碍而发生出血倾向时，（a）中的措施在肝切除后不足以充分控制肝创面上的渗血。如果创面较小，可以缝合在一起(图 14.26)。如果肝创面较大，则在缝合肝创面时经常会发生缝合处的肝组织撕裂，从而导致更多的

出血。有两种方法处理这种情况：

（i）用 Surgicel（爱惜康，新泽西）垫片水平褥式缝合肝创面(图 14.27)。

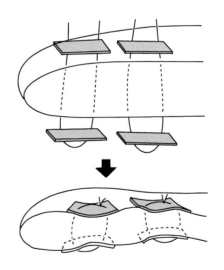

图 14.27　用 Surgicel 垫片水平褥式缝合肝创面

（ii）用圆针双线采用 Kousnetzoff 和 Pensky 技术(图 14.28）或 Wendel 技术(图 14.29)。

如果没有圆针双线，可以采用 Auvray 链式结扎技术(图 14.30)。

（iii）进行小的肝楔形切除后，肝脏可以用下列方法之一来缝合(图 14.31)。

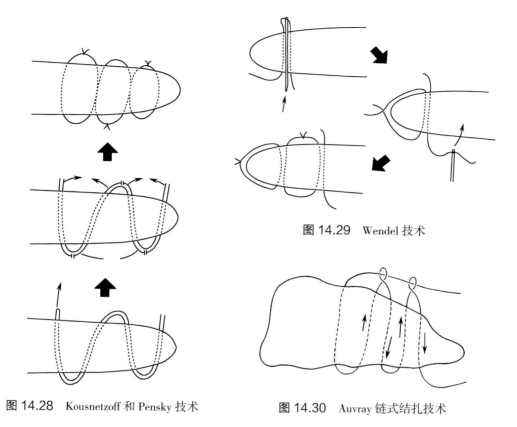

图 14.29　Wendel 技术

图 14.28　Kousnetzoff 和 Pensky 技术

图 14.30　Auvray 链式结扎技术

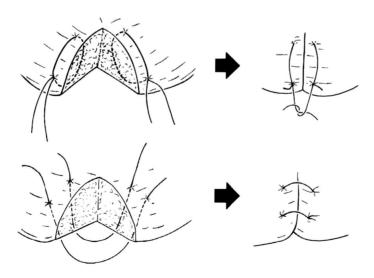

图 14.31　肝脏楔形切除后的缝合技术

（iv）创伤性钝器伤

钝器伤后破裂肝脏的止血技术与择期肝脏手术的情况略有不同,因为在择期肝脏手术时,条件是可控的,开放入肝和(或)出肝血流后,肝创面上没有较多的出血点。确定肝创面大出血点最好方法是用两只手压迫肝脏以减缓出血(图 14.32)。一旦找出了大的出血点,可以进行结扎,钳夹或缝扎处理。应该避免进一步劈开肝脏进行肝脏解剖,使肝脏的撕裂加重。处理好大的出血点后,可以使用间断缝合或水平褥式缝合来将浅表的肝撕裂伤对拢缝合(图 14.33)。

在撕裂伤较深而且撕裂的边缘粗糙不好进针的情况下,以 Surgicel 垫片在撕裂的两侧用水平褥式缝合法来帮助防止缝线切割肝脏撕裂的边缘(图 14.34)。

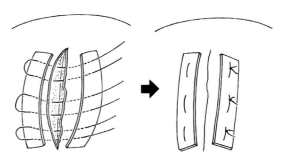

图 14.34　在较困难的肝脏撕裂伤病例,使用 Surgicel 垫片来缝合撕裂的肝创面

另一种方法是在进行单纯间断缝合使撕裂的边缘对拢之前,使用锁边缝合来加固肝脏撕裂伤的边缘(图 14.35)

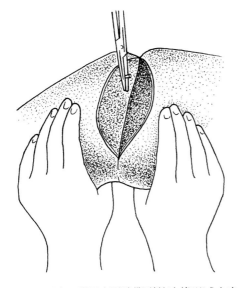

图 14.32　用双手压迫肝脏撕裂的边缘以减少出血

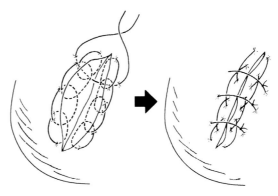

图 14.35　进行单纯间断缝合使撕裂的边缘对拢之前,锁边缝合加固肝脏撕裂伤的边缘

另外一种方法是使用 Robinson 和 Butcher 缝合技术来将肝脏撕裂的边缘缝合在一起(图 14.36)。

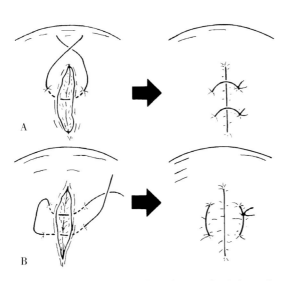

图 14.33　用 A. 单纯间断缝合法缝合肝脏;B. 水平褥式缝合

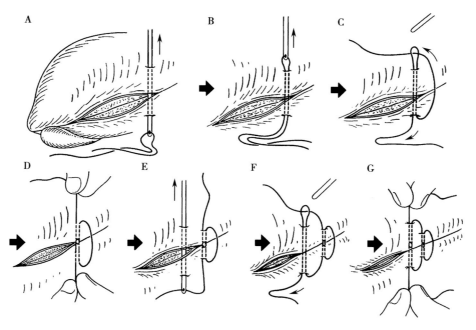

图 14.36 Robinson 和 Butcher 缝合技术

14.7 延伸阅读

1. The History of Liver Surgery. Lau WY, Roy Coll Surg Edinb 1997;42:303-309.

2. Castaldo ET, Pinson W. Techniques of Liver Transection. In: Hepatocellular Carcinoma. Ed: Lau WY, World Scientific Singapore, 2008. Chapter 24, pp 529-549.

3. Jiao LR, Habib NA. Radiofrequency-Assisted Liver Resection. In: Hepatocellular Carcinoma. Ed: Lau WY, World Scientific Singapore, 2008. Chapter 25, pp 441-567.

4. Xia F, Lau WY, Mak S, Bie P. Modified conventional clamp-crushing technique in liver parenchymal transection. Hepatobiliary Pancreat Dis Int 2012; 11:442-5.

第十五章
肝切除的不同方法

随着对肝脏的外科解剖,肝脏的生理和再生能力的更好了解,以及肝切除技术上的改进,肝切除的方法也有了发展。

简而言之,肝脏手术仅有五个操作步骤,它们是:分离韧带游离肝脏,阻断血管-胆管的流入(第一肝门),断肝,阻断肝短静脉(第三肝门)和主肝静脉(第二肝门)的流出。很显然,在关腹之前需要彻底止血。不同肝切除方法是以不同的顺序联合这五个步骤。需要详细说明的是,血管-胆管流入道的阻断和血管-胆管分支的实际结扎和离断可以不在同一部位(如:用 Pringle 法阻断肝蒂而在肝内对分支进行离断结扎)。相似的是,流出道的阻断和肝静脉的离断结扎也可以不在同一部位和水平进行(如:用血管吊带在肝外控制肝右静脉,而在肝内分离和结扎肝右静脉)。另外,可选择的途径还包括包含门管三联的 Glissonian 蒂的分离和结扎,或者是对Glissonian 蒂内肝动脉、门静脉和胆管分支分别结扎和分离。

15.1 传统的方法

这是 Lortart-Jacob 和 Robert 于 1953年报道的首例右半肝成功切除时采用的方法。

15.1.1 右半肝切除

此方法先离断镰状韧带,冠状韧带和右三角韧带,游离肝脏。在肝外离断肝右动脉、门静脉右支和右肝管(图 15.1)。然后将右肝从下腔静脉分离出来。离断结扎引流右肝至下腔静脉的肝短静脉(图 15.2A,15.2B)。钳夹肝-腔静脉韧带后离断结扎。在肝外解剖肝右静脉(见章节 13.6.1),离断并缝扎(图 15.2C)。在无血供的右肝和残余左肝之间可见有分界线(图 15.3)。然后沿着肝中静脉的右缘断肝。有时,右肝切除的切除线可以沿着肝中静脉的左侧缘。在此种情况下,须注意保护肝 4 段的分支,否则肝 4 段易发生淤血(图 15.4)。

需要在肝内分离结扎肝中静脉在肝 8

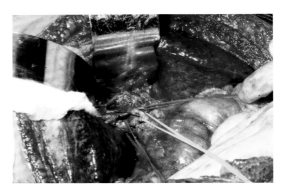

图 15.1　解剖并在肝右动脉(红色阻断带),右门静脉(蓝色阻断带),右肝管(黄色阻断带)上套阻断带

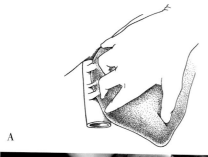

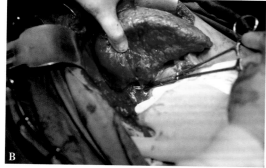

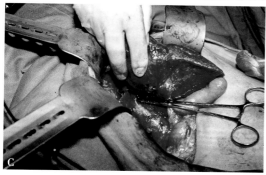

图 15.2 A. 右肝的肝短静脉和肝右静脉引流至下腔静脉。B. 在结扎和离断前,游离肝短静脉;C. 在结扎和离断前,游离肝右静脉

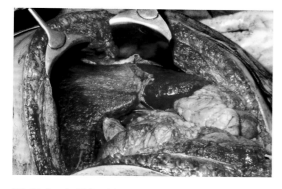

图 15.3 离断右肝流入、流出道后的左、右肝分界线

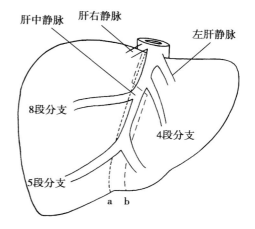

---- 右肝切除的断肝线,保留肝中静脉
－－ 右肝切除的断肝线,不保留肝中静脉

图 15.4 右肝切除的断肝线

段和 5 段的属支。

使用 Pringle 法并降低中心静脉压可以减少断肝时的失血(见第 12 章)。如不降低中心静脉压,也可以用钳子在肝外阻断肝中静脉和肝左静脉主干,以减少断肝时的出血(选择性肝血流阻断)。在近静脉韧带终点(即肝中和肝左静脉共干处)离断该韧带后,肝中和肝左静脉共干的解剖就变得比较容易了(见章节 13.6.1)。静脉韧带离断后,可以顺利解剖此主干并放置血管阻断带(见章节 6.10)。

15.1.2 左肝切除

步骤与右肝切除相似,分离镰状韧带和左三角韧带,游离左肝。在肝外离断并结扎肝左动脉,门静脉左支和左肝管。分离肝中静脉肝左静脉共干并放置阻断带。沿肝中静脉左侧的因左肝缺血而显现的分界平面进行断肝。在肝内结扎肝左静脉。同样的,使用 Pringle 法和降低中心静脉压技术或通过钳夹肝右静脉的选择性肝静脉阻断技术可以减少断肝时的失血。请注意此处没有引流左肝(肝 2、3、4 段)至下腔静脉的肝短

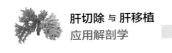

静脉。

15.1.3 扩大右肝切除术（右三区肝切除术）

在右半肝切除的基础上，需要再在肝外离断供应 4 段的肝动脉、门静脉和胆管，分离右肝静脉和中肝静脉，保留供应左外叶的门管三联及左肝静脉。

15.1.4 扩大左肝切除术（左三区肝切除术）

在左半肝切除的基础上，再额外切除肝右前区，保留供应右后区的肝动脉、门静脉及胆管和右肝静脉。如果肝右后下静脉比较粗大（见章节 7.4），应保留此静脉，否则会影响肝 6 段的静脉引流。

15.2 早期肝内控制 Glissonian 鞘的断肝法

15.2.1 前入路

此入路一开始就进行离断肝实质，此步骤通常采用 Pringle 法临时阻断门管三联以及与降低中心静脉压技术相结合。有时，断肝可以不使用 Pringle 法，而使用一些第 14 章中描述的技术设备来减少失血。在断肝后可以在肝内尽快分离阻断 Glissonian 鞘内的肝蒂结构，控制血液的流入（图 15.5）。边断肝，边结扎离断肝内血管，直至肝脏完全离断，然后再结扎离断肝静脉的分支，包括 1~2 支主干静脉和肝短静脉（图 15.6）。接着再游离镰状韧带、冠状韧带和三角韧带，完成肝切除并去除标本。

与传统入路相比，前入路的优势是失血较少，且对肿瘤挤压较少，降低肿瘤播散的

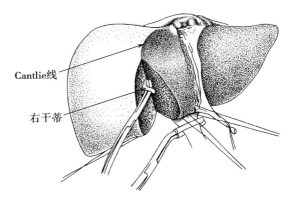

图 15.5　使用前入路进行右肝切除

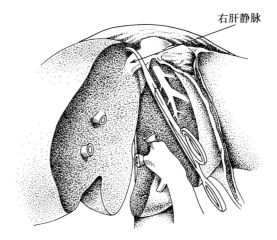

图 15.6　使用前入路进行右肝切除。请注意在断肝后再处理肝后的静脉结构（肝右静脉和肝短静脉）

几率，残肝在游离时较少发生扭曲，因此残肝血流较少出现受损，肿瘤较大时发生破裂的可能性较小。

前入路也有一些局限性。有些患者的肿瘤较大，压迫了主肝静脉并有静脉侧支形成。这些患者在断肝时，如果不提前游离肝脏，则会导致侧支静脉大量出血。在此种情况下，在入肝血流阻断后，应该游离肝脏并向上方牵拉肝脏，使静脉回流至下腔静脉更容易，恢复肝脏血液流出。

Nagasue 于 1985 年提出额外阻断引流欲切除肝脏的肝静脉，他声称此做法与单独

使用 Pringle 法相比,会在肝切除时减少出血。可是,此步骤需要先游离肝脏,因此背离了前入路手术的原本目的:离断肝实质以早期阻断血液流入,然后进一步断肝,随后是阻断流出道,游离韧带。

15.2.1.1 Belghiti 肝悬吊技术

Belghiti 提出了肝脏的悬吊技术使前入路肝切除术变得更容易。

此设想是在肝中界面后方,位于肝后和下腔静脉之间的无血管通道(见 3.3 章节)放置一吊带(图 15.7)

应用术中超声确认在肝后下腔静脉的前表面 10 点到 11 点钟方向上没有肿瘤浸

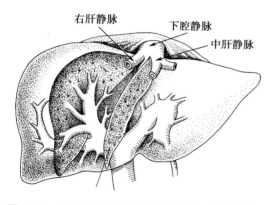

图 15.7　应用 Belghiti 肝脏悬吊技术在肝中界面断肝

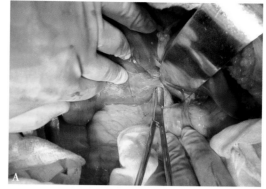

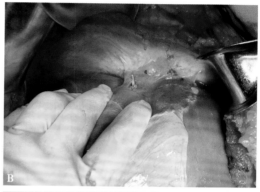

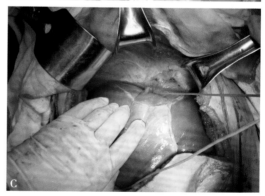

润以及异常的肝短静脉。打开冠状韧带前叶和右三角韧带的前部分后(为了显露右肝静脉的前方和左侧),用直角分离钳从肝右静脉和肝中静脉之间的陷窝向下分离 3 到 4cm(图 13.7)。在肝后尾状叶,将尾状叶的边缘从下腔静脉上抬起(图 15.8A),在肝右下静脉水平分离结扎小的肝短静脉。将钳尖并拢的长弯主动脉钳从尾状叶后方插入,恰好经过肝右下静脉左侧,沿下腔静脉前面 10 点到 11 点钟的位置向头侧递送,并不时用用超声探查钳尖的位置。通过不断

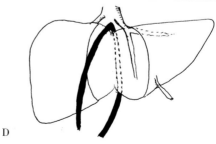

图 15.8　Belghiti 肝脏悬吊技术。A. 解剖腹膜后通道;B. 钳子从先前分离的肝右静脉和肝中静脉间的陷窝所在的平面中穿出。C. 硅胶吊带向上提拉肝脏;D. 膈面观

开闭钳尖,将其朝向肝右静脉和肝中静脉之间先前分离过的间隙中,使钳尖到达肝上水平(图 11.8B)。用钳子夹住一个 10mm 宽的软硅胶多孔引流管,向下经过肝后间隙拉出(图 15.8C)。若右肝切除包括肝中静脉,将此吊带从肝中静脉的右侧转向左侧;这样使得在下腔静脉汇合处附近解剖肝中静脉更安全。离断尾状叶可以使吊带放置靠近右肝蒂。利用吊带将肝脏向上拉,将肝组织从下腔静脉处拉开,使前入路肝切除更容易,并保护下腔静脉在断肝时免受损伤(图15.8D)。

Belghiti 肝脏悬吊技术的成功率为 80% 到 92%。肝脏和下腔静脉之间粘连,以及肿瘤的直接侵犯是失败的主要原因。有 4% 到 6% 的病例,由于撕裂了肝短静脉而导致大出血。

15.2.1.2 经肝后无血管通道的陈氏双肝悬吊技术

此技术主要是在下腔静脉右侧建立一隧道。由于这是肝裸区的内侧部分,所以没有血管穿过。

此步骤一开始要在肝下方下腔静脉右侧分开 2~3cm 宽的后腹膜。显露并保护右肾上腺。术者用右手示指从肝实质和右肾上腺前上缘之间从下向上开始分离,然后沿着下腔静脉的右侧向上分离。打开肝上方,下腔静脉右侧 2~3cm 的右冠状韧带。术者用左手示指沿下腔静脉右侧从上向下开始分离肝后间隙。当两示指相遇后,肝后隧道即建立起来。用血管钳将两根吊带放在肝脏周围,以备肝脏悬吊之用。将一根吊带拉向右侧,另一根拉向左侧。通过术中超声确定中肝静脉,沿其右侧进行右半肝切除(图15.9)。肝脏的双悬吊法使术野显露较好,并使断肝更容易。当肝切除至肝右静脉时,解

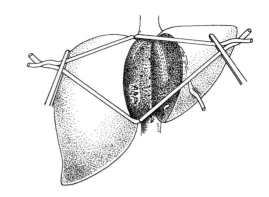

图 15.9　陈氏双肝悬吊法

剖肝右静脉在下腔静脉的起始部,双重结扎离断。然后沿下腔静脉的右缘进行断肝,离断尾状突,结扎离断肝短静脉。

使用此技术进行右肝切除,保存了整个尾状叶。而 Belghiti 肝脏悬吊技术,切除了尾状突和一部分腔静脉旁部。因此,这种右半肝切除术在解剖学上显得更正确。

此技术主要的优势是在建立隧道时出血较少,因为隧道穿行的是真正意义上的无血管区,仅包含疏松结缔组织。

15.3 Glissonian 鞘入路

此入路一开始切开少量肝实质,暴露肝内 Glissonian 鞘,然后在鞘内控制门管三联,再进一步断肝至肝脏分离,接着控制出肝的血流。肝脏游离可以在手术开始或手术即将结束时进行。

Launois 描述了两种入路:

(1) Launois 前肝内入路。

(2) Launois 和 Jameison 至 Glissonian 鞘的后肝内入路(也可见 4.3 章节 肝内经肝裂入路至胆管汇合处)。

两种至 Glissonian 鞘内肝蒂的入路目的都是早期控制入肝血流。Launois 和 Jameison 的后肝内入路可以通过下列两种

方法完成。第一,沿下腔静脉右侧垂直离断胆囊床后方的尾状突。至胆囊床的后方时扩大这一切口(图15.10切口1)。此时将一只手的示指和拇指置于肝实质中,示指位于尾状突切口处,大拇指在胆囊窝切口处。在10到20mm深处,会遇到Glissonian鞘。用大弯钳包绕Glissonian鞘,并以吊带穿过,此鞘通常是通向肝6段的。根据想要寻找的Glissonian鞘可以顺着此鞘向中心或周围进一步解剖。

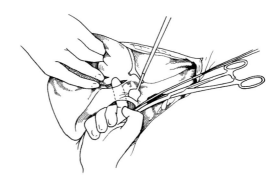

图15.11　Launois和Jameison的后肝内入路:通过一根示指

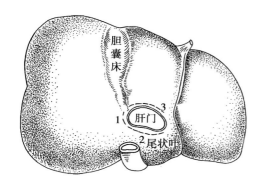

图15.10　Launois和Jameison的后肝内入路至肝蒂:方法1:切口1;方法2:切口2,切口3

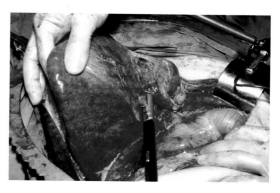

图15.12　Launois和Jameison的后肝内入路,分离右肝蒂。使用血管吻合器。注意缺血右肝和正常灌注左肝的界限

第二,他们描述了一个更为中心的入路。首先在肝门的肝实质和尾状突的结合处作一切口,即:在肝门后方。此切口约20mm长(图15.10切口2)。在肝门前方作第二个切口,与第一个切口平行,从胆囊床右侧延伸至肝圆韧带裂的左侧(图15.10切口3)。示指通过肝门后方的切口,保持鞘的下表面在手指的上方直至手指碰到鞘的上面部分,(图15.11)。用大弯钳在汇合区周围穿过吊带。牵拉吊带使右侧和左侧的鞘外露(图15.12)。进一步向右解剖显露向上方走行的至5段和8段的右前扇区肝蒂。供应6段和7段的右后扇区肝蒂向后外侧走行。向左侧解剖显露4段以及2/3段的扇区分支。进一步解剖以明确进入各自肝

段的肝蒂,从而可以进行单个扇区切除或联合肝扇区切除,以及单个肝段切除或联合肝段切除。

15.3.1 Takasaki Glissonian 鞘入路

Takasaki将肝脏分为三个大致相等的部分:右段(相当于Couinaud 6,7段,或右后扇区);中段(相当于Couinaud 5,8段,或右前扇区);左段(相当于Couinaud 4,3,2段,或左内侧和外侧扇区)(图15.13,15.4A,15.4B)。

进入肝脏Glissonian蒂的三个Takasaki肝'段'可以通过分离肝门部的肝实质进行显露。进一步解剖这些肝蒂至供应单个

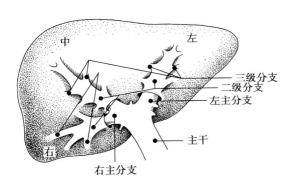

图 15.13 Takasaki 肝'段'。

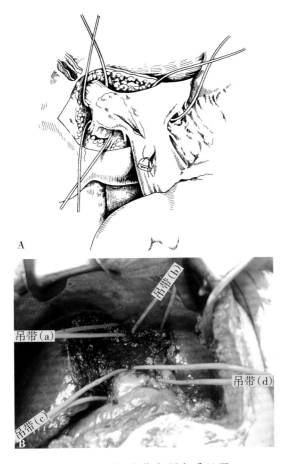

图 15.14 A. 在肝门处分离肝实质显露 Takasaki 肝'段'的 3 个肝蒂；B. 手术照片显示了切除 4，5，8 段后的肝脏。环绕肝右静脉的吊带（a）；环绕肝左静脉的吊带（b）。环绕右后叶肝蒂（至 6，7 段）的吊带（c），环绕左外区肝蒂（至 2，3 段）的吊带（d）

Couinaud 肝段的肝蒂。因此，结扎离断相应肝段的肝蒂，我们可以进行任一 Couinaud 肝段切除或联合肝段切除。随后可以沿缺血肝段的分界线进行肝切除，到离断出肝血流时手术即结束。

15.4 以肝段为本的肝切除

基于 Couinaud 肝段的肝切除称为以肝段为本的肝切除。由于每一肝段接受自身脉管蒂的分支，并独立引流至肝静脉的属支，所以每一肝段都是一个独立的功能单位，可以单独进行切除或与其他肝段联合切除。

15.4.1 以肝段为本的肝切除术的优点

以肝段为本的肝切除有很多理论上的优点

（1）独立肝段之间的解剖界限没有大的脉管蒂的分支（肝动脉，门静脉和胆管）穿过，这些界限是相对的无血管平面，可以减少术中出血，使手术切除变得容易。

（2）通过避免损伤门脉管蒂，基于肝段的肝切除术避免了剩余肝脏中残余失活的肝实质，从而降低了感染和胆漏的风险。

（3）通过提前确定要切除的肝段，沿着肝内解剖结构进行肝切除，能够保证足够的切除范围，同时最大限度地保留无瘤肝组织。

（4）基于肝肿瘤的特点，使用以肝段为本的肝切除有一个良好的肿瘤学理论支持。在疾病早期，肝细胞癌的生长通常限制在一个肝段内。肝内肿瘤扩散是从肿瘤浸润门静脉属支开始的，在同一肝段内首先出现卫星灶转移，然后累及同一肝扇区，最后是整个半肝或双侧转移至全肝。实际上，血管浸润和肝内转移是最重要的影响术后患者预后的危险因素。假如早期卫星转移灶与主瘤位于同一肝段,应使用以肝段为本的肝切除术以达到最佳的肿瘤根治效果。

15.4.2　以肝段为本的肝切除技术

现代影像技术的进步,使得基于肝段的肝切除术的应用变得简单。术前的超声检查,CT 或 MRI 均可准确对肿瘤所在肝段进行定位。因此,术前可以确定欲切除的肝段(10.2章)

15.4.2.1　表面解剖 + 术中超声

术中超声(IOUS)联合肝表面标志可以帮助确定肿瘤的精确位置(见第 10 章),要切除的肝段以及切除范围(图 15.15)。

在肝上标记肝实质切除平面后,断肝。相关肝段的血管和胆管蒂在断肝后进行分

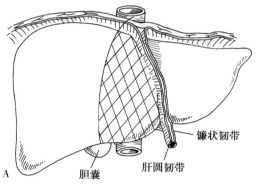

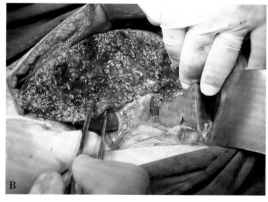

图 15.15　根据表面解剖标志切除 4B 段。A.肝中界面和镰状韧带之间的 4B 段和部分 4A 段;B.4B 段切除后(注意剩余的 4A 段)

离结扎(图 15.16)。通常联合使用 Pringle 法和降低中心静脉压技术。外科医生必须详细了解肝内解剖结构,掌握术中超声技术,才能成功应用此项技术。

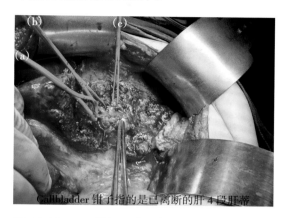

Gallbladder 钳子指的是已离断的肝 4 段肝蒂

图 15.16　4B 段切　除环绕肝 6 段肝蒂的吊带(a);环绕肝 7 段肝蒂的吊带(b);环绕右前区肝蒂的吊带(c)(5,8 段)镊子指的是离断的肝 4B 肝蒂

15.4.2.2　要切除的肝段 Glissonian 蒂的预先控制

应用 Launois 或 Takasaki 技术显露肝门处的 Glissonian 蒂。降低肝门板高度有助于增加这些蒂在肝外的长度(见第 4 章)。通过向远端解剖右肝蒂,找到右前扇区肝蒂(5,8 段)和右后扇区肝蒂(6,7 段)(图 15.17)。同样的,通过解剖和追踪左肝蒂,可以发现 4 段肝蒂和 2/3 段肝蒂。进一步向远端分离显露各自肝段的肝蒂,但是此种解剖需要进一步离断肝实质。通过哈巴狗形钳阻断相应的肝蒂可使缺血的肝段颜色发生改变。在肝切除结束时分离结扎动脉和门静脉蒂。此技术比其他技术需要分离更多的组织,更长的手术时间,对于肝硬化和门静脉高压的患者它的技术难度更大。

一个可选择的技术是分离段或扇区的肝蒂,用血管钳钳夹,相应段 / 扇区会出现颜色变化(图 15.18)。

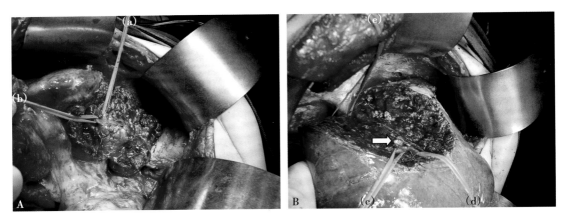

图 15.17　向远端解剖右肝静脉蒂。A. 供应 5 段和 8 段的右前区肝蒂（吊带 a），以及供应 6 段和 7 段的右后区肝蒂（吊带 b）；B. 进一步向远端解剖显示出 5 段肝蒂（吊带 c）。吊带 d 悬吊的是肝 6 段和 7 段的右后区肝蒂。8 段肝蒂离断后进行 8 段的单独切除（箭头）。注意吊带 e 放置在右肝静脉周围

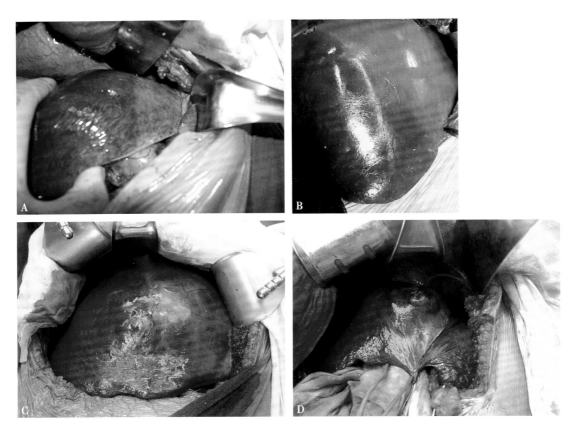

图 15.18　阻断肝蒂显示相应区域的颜色变化。A. 阻断右肝蒂；B. 阻断供应 6 段和 7 段的右后区肝蒂；C. 4、5、8 段颜色改变；D. 4 段颜色改变

15.4.2.3 超声引导下穿刺门静脉分支并注入染料

在超声引导下对供应欲切除肝段的门静脉分支进行穿刺。将几毫升亚甲蓝或刚果红注入门静脉分支。染料对肝脏进行了染色,与肝切除平面的界限相对应。然后进行肝切除。由于此技术需要精通介入超声技术,因此未被广泛接受。

15.4.2.4 使用球囊导管通过肠系膜上静脉的属支进行选择性门静脉阻断

此技术需要在开放手术时采用双侧肋弓下缘并向中线上方延伸的切口。分离肝脏的韧带将肝脏充分游离。将 6F 球囊导管通过肠系膜上静脉的属支插入门静脉。导管在肝门由医生的手引导至相应的肿瘤所在的门静脉分支(右或左)。导管的尖端进入肝内门静脉系统后,应用试错法旋转推进导管,将其进一步插入扇区和段的门静脉分支中。通过超声引导及医生的手工操作,在肝门处将导管尖端引导进入目标门静脉分支中。

当球囊导管进入正确的位置后,向球囊中注入 3ml 生理盐水以阻断静脉分支,通过导管注入几毫升亚甲蓝以显露出欲切除肝段的轮廓。如果球囊导管错误地进入了需要保留的肝段的肝蒂中,用亚甲蓝对比染色有助于识别要切除的肝段,因为此段仍然未染色。用双极电凝在肝脏表面标记分界线。如果需要显露多个肝段的轮廓,可以重复此步骤。使导管进入正确位置需要大约 10 分钟。随后沿分界线切除肝实质。在肝创面进行止血之后,拔除球囊导管,结扎肠系膜上静脉的分支。

15.5 不规则肝切除

对于位于中央的肿瘤进行不规则肝切除通常会造成肿瘤切除范围不够,特别是位置较深的肿瘤。这种手术通常会造成出血,并且胆漏和感染的发生率很高,因为残留了失活的肝段。

不规则性肝切除仅应用于:①当肿瘤位于数个肝段的交界处时;②当肿瘤较小,并且位于肝脏周边。后一种情况时,进行弓形或盒形的楔形切除是一种较肝段切除更简单的方法。不能进行 V 字形的肝楔形切除,因为有组织学研究表明这种术式有较高的切缘癌细胞阳性率。

15.6 尾状叶切除

15.6.1 尾状叶切除的分类

尾状叶包括三部分:Spiegelian 叶,腔静脉旁部和尾状突。在大多数病例,这三部分接受不同的血液供应,使部分尾状叶切除成为可能(见第 3 章)。当尾状叶切除需要清除肿瘤时,手术可能是单独的尾状叶切除或尾状叶联合主肝切除,如:右肝切除。因此,尾状叶切除可以被分成四种类型:单独全尾状叶切除,联合全尾状叶切除,单独部分尾状叶切除,以及联合部分尾状叶切除(图 15.19)。

15.6.2 尾状叶切除的入路

有五种入路。

15.6.2.1 双侧入路

这是行单独尾状叶切除最常用的入路,术野显露良好。从右侧和左侧抵达尾状叶。技术:分离肝脏所有的韧带使其完全游离。通过在肝上和肝下下腔静脉周围套阻断带,对其进行控制,以便有需要时完全阻断出肝血流(见第十三章)。结扎右肾上腺静脉,将右肾上腺与肝脏分离。

切开 Spiegelian 叶和下腔静脉之间的腹

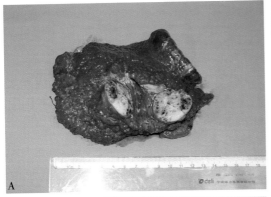
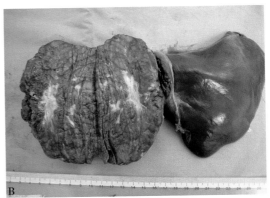

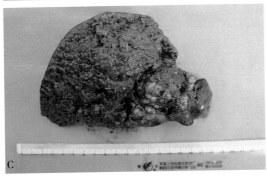

图 15.19 尾状叶切除。A.单独全尾状叶切除;B.巨大局灶性结节增生行联合左半肝和尾状叶切除;C.联合右半肝和尾状叶切除

膜返折。分离肝腔静脉韧带后通过阻断带控制肝右静脉。分离静脉韧带后通过阻断带控制肝中静脉和肝左静脉共干。通常应用 Pringle 法。

通过沿肝后下腔静脉解分离尾状叶,使其与下腔静脉分离。分离结扎肝短静脉(图 15.20A)。在左侧,将肝胃韧带(小网膜)与肝脏的下表面分离(图 15.20B),需要分离纤维性肝腔静脉韧带以使 Spiegelian 叶与下腔静脉和膈肌分离。分离结扎所有的肝短静脉,从而使尾状叶与下腔静脉分离(图 15.20C)。

在右侧,在将供应尾状突的门管三联切断之前,先分离尾状突。寻找并分离结扎从门静脉右支,肝右动脉和右肝管分出的尾状叶腔静脉旁部的分支,以及从门静脉左支,肝左动脉和左肝管分出的 Spiegelian 叶分支。

通过仔细的解剖,将尾状叶与其周围的结构以及肝右、中和左静脉分离。其中有两个重要的解剖标志:位于肝左静脉和下腔静脉成角处的尾状叶顶部;以及尾状突与右肝相接点。将此两点连接成线,可作为肝切除时尾状叶的界限。可以从任意一端或两端开始断肝。操作要极其小心,不要损伤主肝静脉,否则会造成难以控制的大出血。标本切除后,应进行充分止血。

15.6.2.2 左侧入路

可以用左侧入路切除一些小于 3cm 的肿瘤,特别是行单独的尾状叶部分切除或左半肝切除联合全尾状叶切除。手术主要是从肝脏左侧分离尾状叶,其余步骤与双侧入路非常相似。

15.6.2.3 右侧入路

在体型较瘦的患者,行右肝切除联合全尾状叶切除时,可以采用右侧入路。同样手

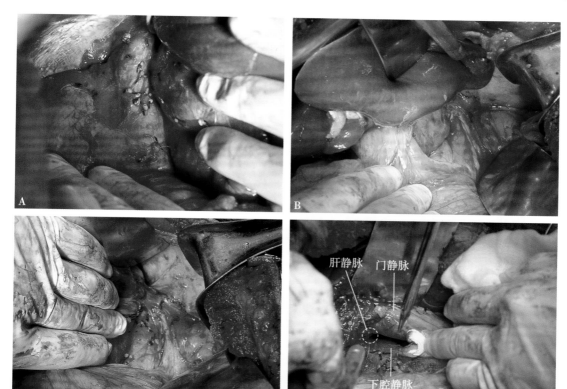

图 15.20　尾状叶切除的双侧入路。A. 右侧入路,分离肝短静脉,使尾状叶与下腔静脉分离;B. 左侧入路,分离肝胃韧带(小网膜);C. 分离肝短静脉后从左侧游离尾状叶;D. 切除尾状叶后剩余的结构

术主要是从肝脏右侧分离尾状叶,其余步骤与双侧入路非常相似。

15.6.2.4　前方入路

这是当肿瘤大于 4 cm 时常采用的入路,特别是当肿瘤位于腔静脉旁部或紧贴主肝静脉时。此入路通过打开肝中界面,提供了较好的术野,可以在直视下显露主肝静脉和肝门板,这样很容易将肿瘤与大血管分离。

技术:此手术的起始步骤与双侧入路相似。

通过分离所有的韧带使肝脏游离,控制肝上和肝下的下腔静脉,右肝静脉和中/左肝静脉共干后,尾状叶与肝后下腔静脉分离。然后应用 Pringle 法,沿肝右静脉和肝中静脉的根部至胆囊窝的肝中界面断肝(应

切除胆囊)。继续断肝至距肿瘤 1cm 的平面,如术中超声所示(图 15.21A)。接着在距肿瘤表面 0.5cm 的平面进行断肝(图 15.21B)。当切除到肝门部的肝门板时,分离切断尾状叶的门管三联(图 15.21B,15.21C)。

如双侧入路中描述的,小心断肝,使尾状叶和肿瘤与主肝静脉分离(图 15.21D)。

切除标本后,分别处理所有的出血点和胆漏。

15.6.2.5　逆行尾状叶切除

前面所描述的所有的手术入路均强调通过先分离肝短静脉,从肝后下腔静脉游离尾状叶。可是,如果尾状叶的肿瘤与下腔静脉粘连紧密,或已经浸润下腔静脉,或肿瘤体积较大,不能翻转,此时可以使用逆行尾

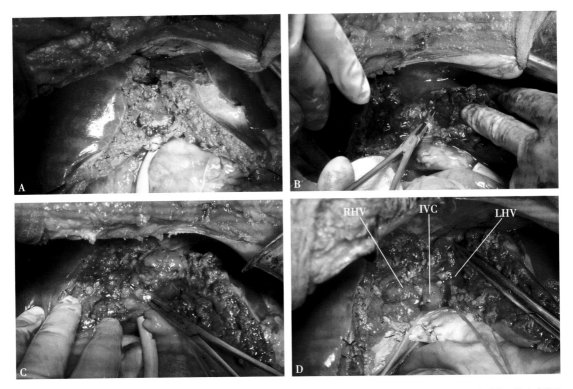

图 15.21　前入路切除尾状叶。A. 在肝中界面向下断肝至距离肿瘤 1cm 处；B. 在肿瘤周围解剖。从左侧肝蒂解剖尾状叶门管三联；C. 从右后肝蒂解剖尾状叶门管三联；D. 尾状叶切除后剩余的结构。IVC= 下腔静脉；RHV= 肝右静脉；LHV= 肝左静脉

状叶切除。在此手术中，最后一步才是分离结扎肝短静脉。

技术：分离所有肝周韧带，游离肝脏。在肝十二指肠韧带，肝上和肝下下腔静脉分别放置阻断带，以便必要时进行临时阻断。

常采用前入路法，偶尔采用双侧入路。沿肝中界面向下切开肝脏至距肿瘤 1cm 处（图 15.22A）。在直视下显露肝静脉，仔细操作，使其与欲切除的标本分离。将肝右 / 左动脉和右 / 左门静脉的尾状叶分支分别分

离结扎。尾状叶联合右 / 左肝切除时，可以切除右 / 左肝蒂（图 15.22B）。这样标本仅与下腔静脉相连。

将尾状叶的远端和近端部分从下腔静脉游离出来（图 15.22C）。遇到肝短静脉时进行分离结扎。如果肿瘤与下腔静脉粘连，可以连带切除部分下腔静脉（图 15.22D）。用 4 个 0 prolene 线修补下腔静脉或用人工血管重建下腔静脉。

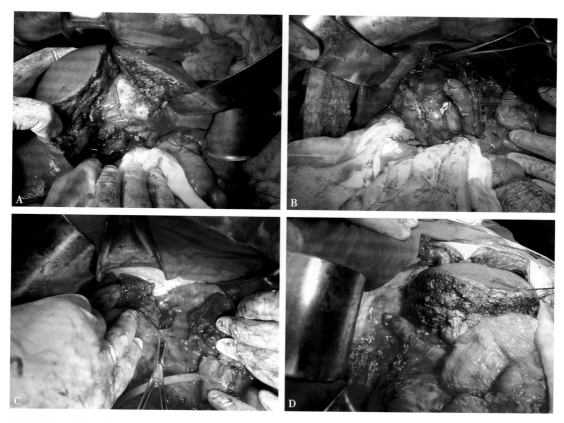

图15.22　逆行尾状叶切除联合右肝切除。A.沿肝中界面向下切开肝脏至距肿瘤1cm处；B.分离右肝动脉，门静脉和右肝管；C.从下腔静脉分离标本，仅与右肝静脉相连；D.切除后剩余的结构

15.7 延伸阅读

1. Belghiti J. Surgical treatment. In：Hepatocellular Carcinoma. Ed：Lau WY. World Scientific，Singapore 2008. Chapter 16，pp 387-408.

2. Belghiti J，Alkofer B. Anterior Approach using the Hanging Technique. In：Hepatocellular Carcinoma. Ed：Lau WY，World Scientific，Singapore 2008，Chapter 17，pp 409-418.

3. Lau WY，Lai ECH. Segment-based Liver Resection. In：Hepatocellular Carcinoma. Ed：Lau WY. World Scientific，Singapore 2008. Chapter 18：pp 419-428.

4. Launois B，Tay KH. Intrahepatic Glissonian Approach. In：Hepatocellular Carcinoma. Ed：Lau WY，World Scientific，Singapore 2008，Chapter 19，pp 429-446.

5. Peng SY. Isolated Caudate Lobe Resection（Resection of Couinaud Segment 1）. In：Hepatoceullular Carcinoma. Ed：Lau WY，World Scientific，Singapore 2008，Chapter 21，pp 465-489.

6. Takasaki K. Glissonian Pedicle Transection Method of Hepatic Resection. Springer，Tokyo，2007.

7. Chen XP，Zhang WG，Lau WY，Qiu FZ. Right hepatectomy using the liver double-hanging manoeuvre through the retrohepatic avascular tunnel on the right of the inferior vena cava. Surgery 2008；144：830-833.

第十六章
腹腔镜肝脏手术

16.1 微创手术

在过去二十年中，微创手术技术的引入使外科手术实践发生了革命性的变化。在几种胃肠道疾病的手术治疗中，微创手术一直以比较安全和有效，可使患者手术创面更加美观，减轻疼痛并缩短恢复时间，同时可以降低医疗机构的医疗费用并缩短住院时间。通常，肝脏手术被认为是腹部最复杂的外科手术之一，而微创手术技术的发展方面一直滞后于其他胃肠手术的发展。在大量出血、气体栓塞和不良预后方面的担忧也延缓了它的发展。

16.2 肝脏腹腔镜手术的发展

在 1992 年，Gagner 等报道了第一例复杂的应用超声刀、单极电凝完成的肝脏局灶性结节性增生腹腔镜切除术[1]。直到 2000 年初，人们对肝脏腹腔镜手术的兴趣才逐渐增加。由于对手术切缘的不足够的担忧，利用腹腔镜手术治疗恶性肿瘤存在许多争议。在这种情况下，大多数的外科医生倾向于只对良性肿瘤进行腹腔镜手术。肝脏腹腔镜手术需要有足够腹腔镜技能操作经验的外科医生，并拥有先进的技术来操作，因此，这

方面发展得十分缓慢。腹腔镜肝脏切除术在变为公认的可行而且安全的技术，需要积累将近十年经验和技术的改进。自此以后，越来越多的有关肝脏恶性肿瘤进行腹腔镜切除的研究被报道。自第一例肝脏腹腔镜手术实施迄今已近 23 年。

16.3 肝脏腹腔镜手术的指征和手术方式

目前，尚无被普遍认同的腹腔镜肝脏切除术的指征，且手术的选择标准在不同的医疗机构之间存在差异。腹腔镜肝脏切除术一直被广泛用于有症状的良性肿瘤的治疗，或者是具有恶化潜能以及有潜在局部并发症可能的良性肿瘤。虽然大多数的腹腔镜肝脏切除术一直被用于良性疾病的治疗，但是其用于包括原发和转移性肝脏肿瘤在内的恶性肿瘤的治疗中的比重一直在增加。位于肝脏 2，3，4b，5，6 段的肿瘤更易于腹腔镜切除，但是位于肝脏 1，7，8 和 4a 段的肿瘤，腹腔镜切除则较为困难。在许多医疗中心，对于直径大于 5cm，位置较深，多发，侵犯左右半肝或毗邻肝门、肝静脉或下腔静脉的肿瘤，目前认为不宜进行腹腔镜手术切除。腹腔镜活体捐赠肝脏切除术依然是最具有争议性腹腔镜肝脏切除术的应用，现今

普遍认为只应该在注册登记的规范限制下开展实施。

16.4 优势

腹腔镜手术的潜在优势在于其微创性，比如患者手术创口更加美观，恢复更快，缩短了住院时间。由于保持了腹壁的完整性，侧支引流的维持和术后腹水形成较少，腹腔镜肝脏切除术可以促进伴发肝硬化和门脉高压患者的术后恢复。

表 16.1　腹腔镜肝脏切除术的潜在优势

手术
提高可视化程度
减少失血量
减少输血需求量
减轻腹腔内粘连形成

康复
减轻术后疼痛
术后早期活动
增强围术期的肺功能
减少创口并发症
减轻围术期的免疫抑制
术后创面更加美观
缩短术后恢复时间
缩短术后住院时间
减少伴发门脉高压症患者的腹水形成

16.5 腹腔镜肝脏切除术的方法

腹腔镜肝脏切除术的传统方法包括单纯腹腔镜术，手助式腹腔镜术和二者混合术式。虽然取出切除物时也许需要一个额外的小切口，但是单纯腹腔镜术的全过程都是通过腹腔镜的端口完成的。手助式腹腔镜术是由于需要外科医生的手通过一个选择性端口进入腹腔来协助手术的操作进程而

被定义的。混合术式在手术开始部分与单纯腹腔镜术或者手助式腹腔镜术相同，但是需要通过一个小的腹部切口进行肝脏切除。手助式腹腔镜术已经发展成为横跨开腹手术和单纯腹腔镜术的桥梁。腹腔镜肝脏切除术中手助式的优点包括：①控制入肝血流；②提高肝实质离断时的安全性；③肝脏突然撕裂时徒手按压可以达到止血和预防空气栓塞的目的；④手指的触感易于评估肿瘤切缘。因为手助式腹腔镜术需要一个 6~8cm 长切口来放置一个手操作端口装置，所以在疼痛，美容效果方面，单纯腹腔镜术优于手助式腹腔镜术。手助式腹腔镜术的另外一个不足之处是术者的手影响手术视野。

16.6 腹腔镜肝脏切除术的专家共识

为了总结腹腔镜肝脏切除术的现状和地位，第一届腹腔镜肝脏切除术国际共识会议于 2008 年 11 月在美国 Louisville 召开，并整合了全世界专家对于腹腔镜或是开腹肝脏切除术的观点[2]。大会组委会甄选了 45 位在腹腔镜和开腹肝脏切除术领域都具有丰富经验的国际专家出席会议。此次大会作出如下结论①目前腹腔镜肝脏切除术被认可的指征是单发，直径 ≤5cm，位于肝脏前外方的 2 到 6 段。②腹腔镜肝左外区切除术应当做为一个标准手术范例。③由经过培训的具有肝胆管和腹腔镜手术经验的外科医生进行腹腔镜肝脏切除术是安全和有效的。④虽然腹腔镜可以完成包括肝脏大范围切除术在内的大多数类型的肝脏切除，但是这种更为复杂的切除术应当由擅长于复杂腹腔镜切除术的有经验的外科医

生来完成。此后,于 2012 年 12 月,在中国武汉,中国医学会的一个专业学会组织全国外科学会肝脏外科学组齐集了 60 位肝脏外科专家,同时,"腹腔镜肝脏切除术的专家共识"产生了[3,4]。腹腔镜肝脏切除术的指征和禁忌证,术前准备,麻醉,患者体位,气腹压力,手术端口位置,肝脏入肝血流和出肝血流阻断的控制,转为开腹手术的指征,以及手术设备和装置都被再次修订。各种腹腔镜肝脏切除术的技术和操作程序也都进行了讨论。为评估腹腔镜肝脏切除术的现状并为助其发展提供建议指导,第二届腹腔镜肝脏切除术国际共识会议于 2014 年 10 月 4 日到 6 日在日本的 Morioka 召开[5]。为了提供例证和起草建议,组委会邀请了来自 18 个国家的共 43 位著名外科医生,其中具有腹腔镜肝脏切除经验的 34 位作为专家小组成员,其余 9 位是评审团成员。评审团总结认为:因为随着被越来越多的外科医生逐渐采用,在许多的外科医疗中心腹腔镜小范围肝脏切除术是一个标准术式范例,但是,这种术式仍然处于评估阶段;腹腔镜肝脏大范围切除术作为一个较新的手术方法,具有不确定性的风险并仍然处于探索和学习的阶段。腹腔镜肝脏切除术的采用实施应该谨慎。

16.7 腹腔镜肝大部切除术

由有经验的术者完成的传统腹腔镜肝脏大部切除术的技术可行性和安全性已经被报道过。Hwang 等总结归纳了韩国 12 家三级医疗中心自 2001—2011 年的共计 265 例腹腔镜肝大范围切除术的综合数据[6]。其中左半肝切除术最为常见(165 例),其次便是右半肝切除术(53 例)。单纯腹腔镜术共

完成 190 例,包括通过机器人操作完成的 19 例。3 例肝大范围切除术由手助式腹腔镜术完成,55 例通过混合术式完成。原发性肝内胆管结石病(131 例)和原发性肝肿瘤(62 例)是腹腔镜肝大范围切除术的最常见指征。转为开腹手术的有 17 例(6.4%)。腹腔镜肝大范围切除术的平均手术时间和预估失血量分别是 399.3 分钟和 836.0ml。有 65 例(24.5%)需要术中输血。平均术后住院时间是 12.3 天。53 例(20.0%)可观察到术后并发症,2 例(0.75%)于住院期间死亡。有肝肿瘤的 120 例是 R0 切除,但有 8 例是 R1 切除。切缘的平均距离是 14.6mm。Dagher 等总结了 18 家国际医疗中心自 1996 年到 2014 年的共计 1184 例腹腔镜肝大范围切除术的大宗病例数据[7]。腹腔镜右肝切除术的最常见指征是结直肠癌肝转移(37.0%)。7 家医疗中心选择手助或混合式的方法进行腹腔镜右肝切除,因为这手术主要是在他们的起步阶段。7 家医疗中心采用的是常规肝门阻断法。有 10% 的腹腔镜肝大范围切除术病例转为开腹手术,平均手术时间是 291 分钟。全体腹腔镜肝大范围切除术的平均估计失血量是 327ml,R0 手术切缘率是 96.5%。

基于目前的证据,腹腔镜肝大范围切除术的应用仍然仅限于少数的专业医疗中心,且不能作为标准术式。腹腔镜肝大范围切除术需要有高水平的技能,是一个曲折的长期学习过程。进一步的评估和手术技能的精进是必要的。

16.8 腹腔镜肝脏切除术的围术期结果

没有可加以利用的随机临床试验。所有的数据都是作为系列病例报告或是非随

机对照研究报道的。大部分的数据都是来自于前瞻性的收集数据库。在 2009 年，Nguyen 等人分析已发表的 127 篇文章中的 2804 种腹腔镜肝脏切除手术[8]。50% 是恶性病理类型，45% 是良性病理类型，1.7% 进行的是活体捐赠肝切除术，其余的病理类型没有确定。最常见的肝切除术类型是肝楔形切除术或肝段切除术(45%)；其次是肝左外区切除术(20%)，右半肝切除术(9%)，和左半肝切除术(7%)。4.1% 和 0.7% 分别转为开放式手术切除术和手助式切除术。总死亡率是 0.3%，患病率是 10.5%，术中死亡率是 0。基于最近三份 meta 分析，与开腹手术相比较而言，腹腔镜肝脏切除术由于具有更少的并发症，更少的失血量和更短的住院时间，对患有肝脏的良性和恶性病理类型的肿瘤患者是安全和可行的，并呈现出显著益处[9-11]。伴有肝硬化的病例进行腹腔镜手术后同样获得了这样的益处。然而，这些 meta 分析也有它的局限性。因为进行腹腔镜手术的患者是依据其临床基础疾病情况精心选择的，因此在这些 meta 分析的研究中所包含的数据都受到了选择偏倚的影响。此外，被纳入的这些研究之间呈现出显著的异质性。

16.9 肿瘤的结果

由于腹腔镜手术治疗恶性肿瘤研究中的证据逐渐增加，在腹腔镜肝切除术治疗恶性肿瘤中有关肿瘤种植，转移和穿刺孔转移的争议越来越少。然而，在微创手术中必须遵循的肿瘤手术准则依然与开放性手术一样。在针对肝细胞癌和结直肠癌肝转移的腹腔镜肝切除术的手术切缘与开放性手术等同。在大量的回顾性对照研究中，生存期

亦具有可比性[12-14]。然而，鉴于所纳入研究的回顾性本质而产生的重要患者的选择性偏倚，则需要对这些结果进行非常认真的分析。

16.9.1 肝细胞癌

至少有五篇 meta 分析已经就来自于肝细胞癌腹腔镜肝切除术的非随机对照研究中证据进行了评价。Zhou 等人的分析纳入了 10 个研究，共包含 494 名患者，其中腹腔镜手术组共 213 例，开放性手术组共 281 例[15]。Fancellu 等人的分析纳入了 9 个研究，共包含 590 名患者，其中腹腔镜手术组 227 例，开放性手术组 363 例[16]。Xiong 等人的分析纳入了 9 个研究，共包含 550 名患者，其中腹腔镜手术组 234 例，开放性手术组 316 例[17]。Yin 等人的分析纳入了 15 个研究，共包含 1238 名患者，其中腹腔镜手术组 485 例，开放性手术组 753 例[18]。这些分析显示，在围术期的结果，肝细胞癌的腹腔镜肝切除术优于开腹手术，但两者在长远的肿瘤治疗结果没差别。最近由 Morise 等人发表的一篇 meta 分析纳入了更多的研究[19](21 项研究)。该分析也发现腹腔镜肝切除术总体上在短期结果较有利，而长期肿瘤结果相近。另外，基于对术后腹水发生率的 9 项研究和肝衰发生率的 6 项研究的分析，肝细胞癌在腹腔镜肝切除术的术后腹水和肝衰的发生率是较低的。

16.9.2 结直肠癌肝转移

Nguyen 等人对来自于美国和欧洲的多家医疗中心，在 2000 年 2 月至 2008 年 9 月期间因结直肠癌肝转移而接受微创肝切除术的 109 例病例进行了回顾性综述[20]。这些微创性方法包括全腹腔镜式(56%)和手

助腹腔镜式(41%)。有 4 例转为开腹手术，全都是由于出血。切除的范围包括楔形或肝段切除(34%)，左外区切除(27%)，右肝切除(28%)，左肝切除(9%)，扩大性右肝切除(0.9%)，和尾状叶切除(0.9%)。45% 的病例行的是肝大部切除术。中位手术时间是234 分钟(时段范围，60~555 分钟)，中位失血量是 200ml(范围，20~2500ml)，其中 10% 的患者需接受输血。围术期无死亡事件，但是并发症的发生率在 12%。中位连续住院时间是 4 天(范围，1~22 天)。手术切缘的阴性率为 94.4%。所有病例的 1 年、3 年和5 年总生存率分别是 88%，69%，和 50%。1年、3 年和 5 年的无瘤生存率分别是 65%，43%，和 43%。Schiffman 等对接受腹腔镜肝切除术和开放性肝切除术的结直肠癌肝转移患者的病例对照研究中围术期和肿瘤结果的临床证据进行了系统分析[21]。共纳入八篇文章，包含病例 610 例(242 例腹腔镜肝切除术，368 例开腹肝切除术)。两组间在年龄、性别、美国麻醉医师协会评分、肿瘤大小、转移数量、肝大部切除的程度、和新辅助或辅助化疗的应用方面均匹配较好。腹腔镜肝切除术组和开腹肝切除术组的转移数量分别是 1.4 和 1.5。腹腔镜肝切除术组的估计失血量显著减少(262ml vs 385ml)。腹腔镜肝切除术组的输血率显著下降(9.9%vs19.8%)。两组间在手术时间方面并无显著差异(248.7 分钟 vs 262.8 分钟)。腹腔镜肝切除术组的住院时间显著缩短(6.5 天 vs 8.8天)。腹腔镜肝切除术组的总体并发症发生率显著下降(20.3% vs 33.2%)。腹腔镜肝切除术组的第 1 年、3 年、5 年无病生存率分别是 73.4%、47.1% 和 31.9%，开腹肝切除术组分别是 78%、40.4% 和 25.5%。而两组之间并无显著性差异。腹腔镜肝切除术组的

第 1 年、3 年、5 年总生存率分别是 95.4%、72.7% 和 51.4%，开腹肝切除术组分别是95.4%、67.2% 和 45.9%。而两组之间也无显著性差异。作者总结认为，对于精心选择的限制性结直肠癌肝转移(限定在 1 个或 2 个转移灶)的病例，腹腔镜肝切除术可以在围术期给患者带来显著益处，而对不良结局和长期生存没有影响。尤其是腹腔镜肝切除术具有与开腹肝切除术相当的五年生存率和无瘤生存期，并可以减少失血量、缩短住院时间和降低并发症发生率。近期，Beppu等人报道了一个日本的多机构研究，共纳入了 1331 例自 2005—2010 年期间因结直肠癌肝转移接受肝切除术的病例[22]。通过倾向得分匹配分析，其中的 171 例腹腔镜肝切除术病例和 342 例开腹肝切除术病例具有相近的术前临床特征。腹腔镜肝切除术组的中位估计失血量(163 g vs 415g)和中位术后住院时长(12 天 vs 14 天)显著下降。发病率和死亡率相近。两组间在五年无复发率、总生存率、和疾病特异性生存率方面没有显著差异。R0 切除率也较相近。

16.10 结论

腹腔镜肝切除术是一个在腹腔镜技术和肝脏外科手术方面都需要具有专业知识的复杂过程。病例的精心筛选和精湛的手术技能能够减少术后并发症的发生。与开腹肝切除术相比，微创术可以使患者在围术期短期内获得益处，而不影响存活机会。

16.11 延伸阅读

1. Gagner M，Rheault M，Dubuc J. Laparoscopic partial

hepatectomy for liver tumour. Surg Endosc 1992;6: 99.

2. Buell JF,Cherqui D,Geller DA,et al;World Consensus Conference on Laparoscopic Surgery. The international position on laparoscopic liver surgery: The Louisville Statement,2008. Ann Surg. 2009;250:825-830.

3. National Hepatic Surgery Group Society of Surgery, Chinese Medical Association. Expert consensus on laparoscopic hepatectomy (2013 version). J Huazhong Univ Sci Technolog Med Sci. 2013;33: 791-797.

4. Lai EC. A step forward in laparoscopic hepatectomy: comments on "Expert consensus on laparoscopic hepatectomy (2013 version) by National Hepatic Surgery Group,Society of Surgery,Chinese Medical Association". Front Med. 2013;7:520-522.

5. Wakabayashi G,Cherqui D,Geller DA,et al. Recommendations for laparoscopic liver resection: a report from the second international consensus conference held in Morioka. Ann Surg. 2015;261: 619-629.

6. Hwang DW,Han HS,Yoon YS,et al. Laparoscopic major liver resection in Korea: a multicenter study. J Hepatobiliary Pancreat Sci. 2013;20: 125-130.

7. Dagher I,Gayet B,Tzanis D,et al. International experience for laparoscopic major liver resection. J Hepatobiliary Pancreat Sci. 2014;21:732-736.

8. Nguyen KT,Gamblin TC,Geller DA. World review of laparoscopic liver resection-2,804 patients. Ann Surg. 2009;250:831-841.

9. Mirnezami R,Mirnezami AH,Chandrakumaran K,et al. Short- and long-term outcomes after laparoscopic and open hepatic resection: systematic review and meta-analysis. HPB(Oxford). 2011;13: 295-308.

10. Mizuguchi T,Kawamoto M,Meguro M,et al. Laparoscopic hepatectomy: a systematic review,meta-analysis, and power analysis. Surg Today. 2011;41:39-47.

11. Nguyen KT,Marsh JW,Tsung A,Steel JJ, Gamblin TC,Geller DA. Comparative benefits of laparoscopic vs open hepatic resection: a critical appraisal. Arch Surg. 2011;146:348-356.

12. Lai EC,Tang CN,Ha JP,et al. Laparoscopic liver resection for hepatocellular carcinoma: ten-year experience in a single center. Arch Surg. 2009; 144:143-147

13. Lai EC,Tang CN,Yang GP,et al. Minimally invasive surgical treatment of hepatocellular carcinoma: long-term outcome. World J Surg. 2009;33:2150-2154.

14. Lai EC,Tang CN,Yang GP,Li MK. Multimodality laparoscopic liver resection for hepatic malignancy—from conventional total laparoscopic approach to robot-assisted laparoscopic approach. Int J Surg. 2011;9:324-328.

15. Zhou YM,Shao WY,Zhao YF,Xu DH,Li B. Meta-analysis of laparoscopic versus open resection for hepatocellular carcinoma. Dig Dis Sci. 2011;56: 1937-1943.

16. Fancellu A,Rosman AS,Sanna V,et al. Meta-analysis of trials comparing minimally-invasive and open liver resections for hepatocellular carcinoma. J Surg Res. 2011;171:e33-45.

17. Xiong JJ,Altaf K,Javed MA,et al. Meta-analysis of laparoscopic vs open liver resection for hepatocellular carcinoma. World J Gastroenterol. 2012;18:6657-6668.

18. Yin Z,Fan X,Ye H,Yin D,Wang J. Short- and long-term outcomes after laparoscopic and open hepatectomy for hepatocellular carcinoma: a global systematic review and meta-analysis. Ann Surg Oncol. 2013;20:1203-1215.

19. Morise Z,Ciria R,Cherqui D,Chen KH,Belli G, Wakabayashi G. Can we expand the indications for laparoscopic liver resection？ A systematic review and meta-analysis of laparoscopic liver resection for patients with hepatocellular carcinoma and chronic liver disease. J Hepatobiliary Pancreat Sci. 2015;22: 342-352.

20. Nguyen KT,Laurent A,Dagher I,et al. Minimally

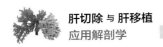
invasive liver resection for metastatic colorectal cancer: a multi-institutional, international report of safety, feasibility, and early outcomes. Ann Surg. 2009 Nov; 250(5): 842-8.

21. Schiffman SC, Kim KH, Tsung A, Marsh JW, Geller DA. Laparoscopic versus open liver resection for metastatic colorectal cancer: a metaanalysis of 610 patients. Surgery. 2015; 157: 211-222.

22. Beppu T, Wakabayashi G, Hasegawa K, et al. Long-term and perioperative outcomes of laparoscopic vs open liver resection for colorectal liver metastases with propensity score matching: a multi-institutional Japanese study. J Hepatobiliary Pancreat Sci. In-Press.

第十七章
腹腔镜下降低肝门板进行半肝血入流阻断

17.1 这手术设计，基础于以下三种外科概念：

（Ⅰ）Makuuchi 的半肝血入流阻断

Makuuchi（图 17.1）等在 1987 年首先报道使用开腹和传统解剖右或左半肝蒂的组织后，阻断右或左肝动脉和右或左门静脉，使用半肝血入流阻断进行右或左半肝部分或全半肝切除。

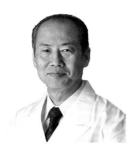

图 17.1 Professor Masatoshi Makuuchi

使用半肝血入流阻断的好处为：

（甲）因未来残肝血入流没受阻断，因此减低受缺血—再灌注损害。

（乙）因主门静脉没受阻断不会导致内脏充血。通常主门静脉只可阻断少于 1 小时。

（丙）保持患者血流动力平稳。

坏处为：

（甲）出血量因残肝保留正常血流供应而增多。

（乙）手术要求较高技术。

（丙）在腹腔镜手术，难度更大。

（丁）当入流阻断的半肝切除少于半肝的话，如血入流阻断太长，也会导致这部分肝缺血 - 再灌注损害。

（Ⅱ）Launois 和 Jameison 的开腹肝内入路手术（图 17.3）

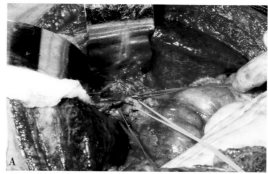

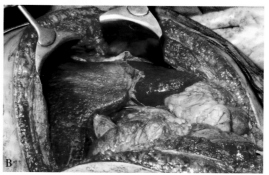

图 17.2 A.解剖并在肝右动脉（红色阻断带）、右门静脉（蓝色阻断带）、右肝管（黄色阻断带）上套阻断猜；B.离断右肝流入、流出道后的左、右肝分界线

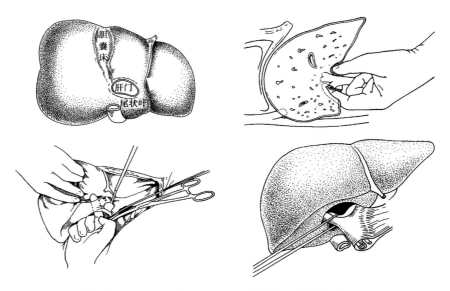

图 17.3　Launois 和 Jameison 的开腹肝内入路手术

　　这开腹肝内入路手术已在第 4.3 章, 第 13.2 章和第 15.3 章内详细讨论过 (图 17.3)。

　　在腹腔镜下进行半肝血入流阻断使用 Launois 和 Jameison 肝内入路通过肝实质打通一条隧道来解剖和控制右 / 左肝蒂, 已被 Topal et al (2007), Cho et al (2007) 和 Machado et al (2008, 2009) 报道过。这手术方法的好处为可解决因腹腔镜进行断肝的时间较长, 而 Pringle 连续阻断时间不可太长, 和 Pringle 间接阻断会引起不阻断时出血的问题。这手术的坏处为打通肝实质隧道时可导致出血, 这在肝硬化的患者中尤其常见。就算出血量不多, 而且出血会自然停止, 出血也可导致腹腔镜下手术视野受影响。

　　第三个外科概念可解决这肝实质隧道出血的问题。

（III）降低肝门板

　　Hepp 和 Couinaud 在 1956 年首先提出使用降低肝门板来解剖肝外左肝管, 以使为不可切除的恶性肿瘤而导致梗阻性黄疸的人进行左肝管回肠吻合减黄手术。Leslie Blumgart 把这手术在英语国家推广。刘允怡受学于 Blumgart, 但把手术改良为应用于解剖控制右 / 左肝蒂的方法 (图 17.4A, 17.4B)

　　他把这手术在国内肝脏解剖和肝切除学习班中传授 (已在 2015 年中前开办了 12 次学习班, 每次超过 100 学员)。

　　当这开腹降低肝门板的技术传到上海东方肝胆外科医院后, 刘允怡院士跟周伟平教授, 吴孟超院士发表了一系列文章比较开腹半肝和全肝血流阻断进行肝切除的研究。

　　这系列研究的文章为:

　　– A prospective randomized controlled trial to compare two methods of selective hepatic vascular exclusion in partial hepatectomy. Eur J Surg Oncol 2013; 39: 125-130.

　　– Selective hepatic vascular exclusion versus Pringle manoeuvre in liver resection or tumours encroaching on major hepatic veins. Br J Surg 2012; 99: 973-977.

　　– A prospective randomized controlled trial to compare Pringle manoeuvre, hemihepatic vascular inflow occlusion, and main portal vein inflow occlusion in partial hepatectomy. Am J Surg

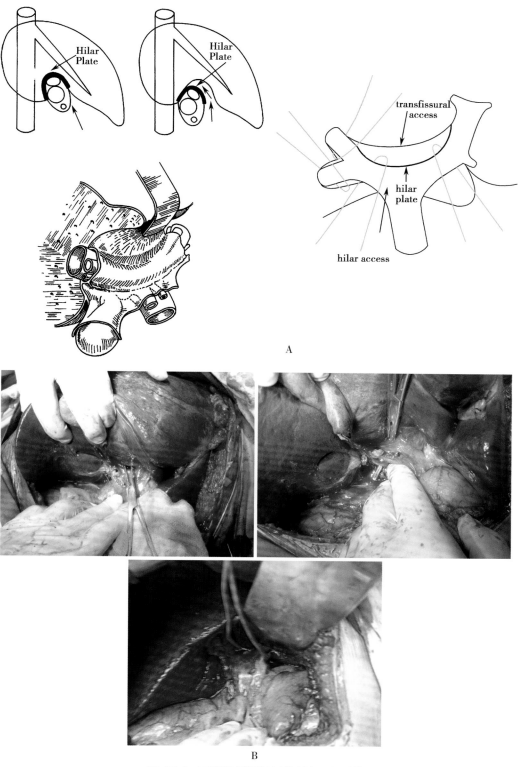

B

图 17.4　开腹降低肝门板控制右 / 左肝蒂

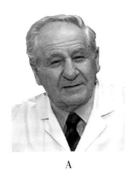 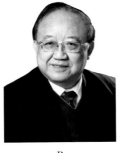 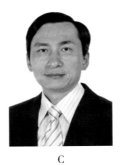 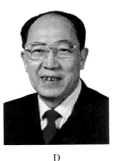

A B C D

图 17.5　开腹降低肝门板手术的发展人物。A. Leslie Blumgart；B. 刘允怡院士；C. 周伟平教授；D. 吴孟超院士

2011；201：62-69.

– Liver resection with relative hepatic vascular exclusion：a cohort study. Ann Surg 2009；209：624-627.

17.2 腹腔镜下降低肝门板的发展

当开腹降低肝门板的概念通过学习班传到我的故乡佛山时，刘允怡院士跟陈应军医师、甄作均主任、陈焕伟主任等人首创腹腔镜降低肝门板进行半肝血入流阻断。（图 17.6）

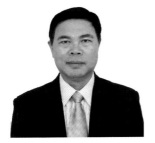 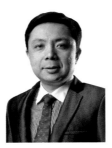

甄作均主任　　　　　陈焕伟主任

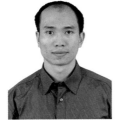

陈应军医师

图 17.6　佛山市第一人民医院外科医师

这手术进行端口放置位置（图 17.7）

首先解剖肝门板前方，然后用钝性分离把肝门板降低，最后使用一支钝的胆管探头（biliary bougie）来弄出一条在肝实质和肝门板间的隧道来控制右或左肝蒂。（图 17.8）

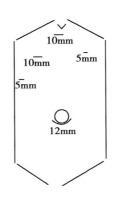 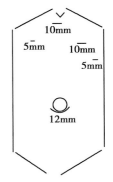

Right Hemi-hepatecotmy　　Left Hemi-hepatectomv

图 17.7　腹腔镜降低肝门板端口放置位置

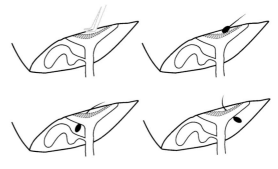

图 17.8　使用一支胆管探头来弄出一条隧道（在肝实质和肝门板间）来控制右 / 左肝蒂

这手术的初步结果十分好(Laparoscopic liver resection under hemihepatic vascular inflow control using the lowering of the hilar plate approach. Chen YL,et al. Hepatobiliary Pancreat Dis Int 2014;13:508-512)。平均半肝阻断时间为 55 分钟(30~86 分钟)。平均解剖达到半肝入流阻断时间为 25 分钟(5~45 分钟)。平均手术出血量为 361 ml(70~1500ml)。没有患者需要接受输血。

17.3 总结

这腹腔镜下进行降低肝门板来解剖和控制右／左半肝血入流手术是一个非常新的手术。我这么早已把这手术放入我这本书内的最主要原因为这手术的好处多。这手术应多为推广和应用,使更多患者受益。

17.4 延伸阅读

1. Makuuchi M,Mori T,Gyuvén P,et al. Safety of hemihepatic vascular occlusion during resection of the liver. Surg Gynecol Obstet 1987;164:155-158.

2. Jameison G,Launois B. Liver resection and liver transplantation:the anatomy of the liver and associated structures. In:The Anatomy of General Surgical Operations. Ed. Jameison GG,Elsevier Edinburgh,2006,Chapter 2,8-23.

3. Blumgart LH,Hann LE. Surgical and Radiologic Anatomy of the Liver and Biliary Tract. In:Surgery of the Liver and Biliary Tract. Ed. Blumgart LH. Fong Y,W.B. Saunders,London. 3rd Edition 2000. Vol 1,Chatper 1,pp3-33.

4. Launois B,Tay KH. Intrahepatic Glissonian Approach. In:Hepatocellular Carcinoma. Ed. Lau WY. World Scientific,Singapore 2008. Chapter 19,pp 429-446.

5. Topal B,Aerts R,Penninckx F. Laparoscopic intrahepatic Glissonian approach for right hepatectomy si safe,simple,and reproducible. Surg Endosc 2007;21:2111.

6. Cho A,Asano T,Yamamoto H,et al. Laparoscopy-assisted hepatic lobectomy using hilar Glissonean pedicel transection. Surg Endosc 2007;21:1466-1468.

7. Machado MA,Makdissi FF,Surjan RC,et al. Laparoscopic resection of left liver segments using the intrahepatic Glissonian approach. Surg Endosc 2009;23:2615-2619.

8. Hepp J,Couinaud C. Approach to and use of the left hepatic duct in reparation of the common bile duct. Presse Med 1956;64:947-948.(French)

第十八章
机器人肝外科

18.1 机器人外科发展史

在过去的 25 年里,机器人已广泛应用于外科领域,促进了微创外科的发展。机器人外科克服了传统腹腔镜外科的缺点,具有三维及放大的视野、防止操作时颤抖、器械灵巧等优点,这使普通外科手术过程中的各种复杂程序操作变得更加精准。机器人外科让外科医生在组织切除和体内精准缝合中更加得心应手。但机器人外科也有缺陷,如相关费用比较昂贵。目前,机器人在肝外科中的优势还没有明确,相关技术也没有标准化。众所周知,每种新技术都必须经过安全性以及有效性的可靠评估,才能用于临床。有少量文献报道了机器人肝切除技术。机器人肝切除的实施需要注意以下四点:①选择合适的患者;②遵循开放式肝切除的原则;③掌握肝外科和腹腔镜外科的特定知识并接受专业培训;④熟知机器人性能以及潜在的危害性,防止由于触觉反馈的缺失而导致机器人手臂造成体内脏器的损伤。

18.2 机器人系统的构成

达芬奇外科系统(Intuitive Surgical 公司,阳光谷,加利福尼亚,美国)是目前唯一在市场上可进行商业销售的机器人治疗系统。达芬奇机器人是主-从系统,而非全自治系统。外科医生坐在离患者有一定距离的远程控制台,通过操作与腹腔镜装置对接的摄像头以及机器人手臂来实施手术。达芬奇外科系统由三部分组成:床旁机械臂系统、成像系统和外科医生控制台。床旁系统连接 3 个机器人手臂和 1 个 3D 摄像设备挟持手臂,并通过电缆与外科医生控制台连接。中心机械臂装配摄像设备,而外围的 3 个机械臂连接外科器械。多个机械臂以及远端的器械关节使得操作装置具有如同开放式手术下的外科医生的腕关节一样灵活,拥有 7 个自由度,称为"EndoWrist"。(图18.1)。

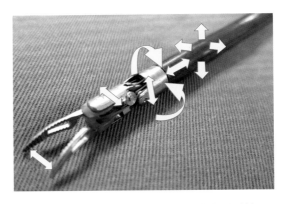

图 18.1 "EndoWrist"有 7 个自由度的灵活性

由于"EndoWrist"装置可消毒及可重复使用,因此可在特定次数内被多次使用。机器人成像系统与床旁机械臂系统毗邻,其内有两个摄像控制单位。两个图像同步设备及一个聚焦控制器能为外科医生提供一个高质量、三维立体且可调节放大的外科手术视野。外科医生控制台由"Insite"可视化系统的双目观测镜、控制器、脚踏板及电脑硬件、软件组成。

18.2.1 机器人操作相较传统腹腔镜操作的优缺点

机器人与腹腔镜操作各自优缺点的比较,列于表18.1。

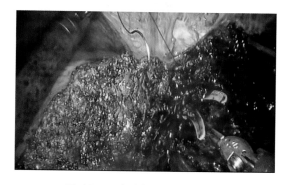

图 18.2 腹腔镜下缝合出血点

巴结的清扫(图18.4);④更有利于实施需要胆肠吻合的肝切除术(图18.5);⑤更有利于缩短学习曲线;⑥更有利于扩大腹腔镜肝脏外科技术的手术适应证。尽管如此,机器人外科的优势需要更多的研究成果来证实。

表 18.1 机器人与腹腔镜操作的优缺点比较

	传统的腹腔镜操作	机器人协助的腹腔镜操作
优点	有更多科学依据可循的先进技术; 费用较便宜	三维立体、可放大的视野; 摄像装置的稳定性; 具有7个自由度的灵巧性; 便于吻合操作; 消除"支点效应"; 消除了生理性震颤; 改善了人体工程学; 允许远程手术
缺点	减小触觉反馈; 二维的视野; 操作自由度受限导致灵活性较差; "支点效应"	将外科医生与患者分隔开; 高额费用(机器人系统,保养费用等); 完全缺乏触觉反馈; 缺乏科学依据

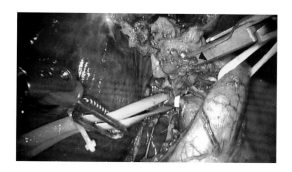

图 18.3 半肝血入流控制

由于具有以上优点,机器人操作为微创肝外科提供了更多的便利,例如:①克服了肝实质出血时在腹腔镜下缝合的各种困难(图18.2);②更有利于对肝门部进行解剖及对血管蒂的控制(图18.3);③更有利于对淋

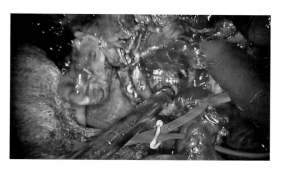

图 18.4 淋巴结清扫

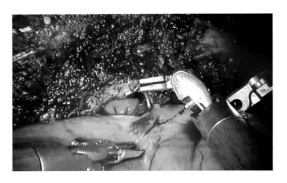

图 18.5　右肝管空肠吻合

18.3　机器人肝切除术

18.3.1　机器人肝切除术的围术期

目前比较机器人肝切除术与开放式肝切除术的临床研究证据较弱,因为缺乏随机对照的临床研究。许多比较机器人外科技术与传统腹腔镜外科技术的病例对照研究以及非随机临床研究,是可行及安全的[1-10]。但是这些研究中所用到的肝切除技术和能源设备是互相不同的(图18.6)。

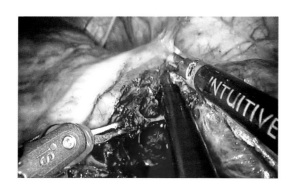

图 18.6　使用超声刀断肝实质

Ho 等报道了一项包含 217 名患者的系统回顾性研究[11],最常用的手术方式是肝楔形切除和肝段切除术。但也有些专科中心施行右肝切除术。中转开腹手术率和并发症发生率分别为 4.6% 和 20.3%。中

转开腹手术最常见的原因是肿瘤的边缘模糊。腹腔积液是最常发生的并发症。平均手术时长 200~507 分钟。术中平均出血量为 50~660ml,一般肝切除范围越大,出血量会随之增多。平均住院时间为 5.5~11.7 天。这些非随机对照的研究表明,机器人肝切除术与腹腔镜肝切除术在术中和术后的一些方面是没有差异的,比如术中出血量,输血率,并发症率,死亡率,RO 切除率以及住院时间等[4-10]。机器人操作在这些研究中都花了比较长的手术时间。但是要比较不同研究中的手术时间就显得很困难,因为目前没有统一对手术时间的定义。一些医学研究者认为手术时间应包括机器启动和对接时间,而另一些学者则提出应把手术时间定义为手术程序时间,即独立把系统时间(从将机器人定位到患者身边到关闭机器)和手术时间(外科医生在操作控制台的实施时间)分开。还有些学者认为手术时间应分为麻醉诱导到切口和从切口到患者拔管的两段时间。机器人肝切除术的优势在一些研究中已被报道[6,8,9,12-15]。Tsung 等和 Wu 等通过研究表明,机器人外科系统通过微小创伤使得肝切除术顺利完成,并且能使更大范围的肝脏切除成为可能[6,9]。Lai 等,Casciola 等以及 Tranchart 等一系列研究证实了机器人外科系统也能适用于切除靠上以及靠后的肝段。

18.3.2　通过机器人切除肝脏恶性肿瘤的研究

目前,关于肝癌患者经过机器人手术切除的生存资料,很少有文献记载。机器人切除肝癌,主要关心点包括艰难的学习曲线、足够的手术切缘、肿瘤种植、切口窦道转移以及长期的生存率。大部分的研究主要围

绕肝细胞癌和结肠癌肝转移的患者,而非结肠的转移性肝癌以及胆管细胞癌则少有文献报道。尽管如此,机器人切除肝癌的预后资料非常少。Lai 等报道了接受过机器人切除的肝癌患者的短期生存情况。41 名肝癌患者共接受了 42 次机器人肝切除[10],其中有 5 次肝切除是针对复发性肝癌的。有 23.8% 的肝癌患者接受半肝切除。平均手术时间和出血量分别为 229.4 分钟和 412.6ml。R0 切除率为 93%。医院的死亡率和并发症率分别为 0 和 7.1%。平均住院时间为 6.2 天。2 年总生存率和无瘤生存率分别为 94% 和 74%。在 Choi 等的研究中,对 13 名肝癌患者进行了为期 11 个月的随访,结果都没有发现肿瘤复发[16]。Giulianotti 等研究发现,17 名肝癌患者(1 名为肝细胞癌,11 名为结肠癌肝转移,4 名为非结肠转移性肝癌,1 名为肝母细胞瘤)[14]中,11 名结肠癌肝转移患者接受了 36 个月的随访,其中 9 名患者存活并且无瘤生存,1 名肝细胞癌患者接受了 6 个月的随访,仍然无瘤生存。Casciola 等通过中位数为 25.1 个月的随访后,发现在 19 名恶性肿瘤患者(肝细胞癌 3 名,结肠癌肝转移 14 名,肾透明细胞癌转移 1 名,胆囊癌转移 1 名)中,1 名肝细胞癌患者因肿瘤进展而死亡[13],两名结肠癌肝转移患者在接受非连续的辅助性化疗后,因为肿瘤转移到肝、淋巴结和腹膜而死亡,3 名结肠癌肝转移患者虽然仍存活,但是带瘤生存。

尽管如此,机器人外科手术对于肝癌切除的临床意义仍然不明确,原因如下:短期和长期生存期不确定,担心手术切缘不够。面对如此现状,急需一项关于比较机器人外科手术与开放式手术切除肝癌的随机对照研究问世。

18.4 未来发展趋势

与开放式手术和腹腔镜外科手术比较,机器人外科手术有其缺点,比如费用贵以及设置时间长等。但是,随着对机器人外科的熟悉,设置时间会越来越短。此外,随着机器人外科系统的行内竞争,机器人手术费用也会有所降低。机器人外科应当通过以下方式来发挥其最大的效能:

- 建立一个高手术量的医学中心;
- 成立专门机器人外科手术单位;
- 对操作人员进行专业培训;
- 减少每次手术一次性医疗器械的数量;
- 缩短设置的时间;
- 在专业医生的帮助下缩短学习曲线;
- 充分发挥机器人系统的多能性以及使用性。

18.5 结论

机器人外科手术扩大了传统腹腔镜肝切除术的适应证。与其他手术不同之处为机器人肝切除术需要非常紧密的团队合作,尤其需要一名技术精湛的外科医生坐在床旁机械臂系统来操控复杂的工具和技术。肝切除术的整合数据表明,机器人手术时间会较长,但是围术期的并发症率和死亡率,术后住院时间与传统手术都是相似的。机器人手术相对腹腔镜肝切除术有更多优势,比如更大肝脏范围的切除以及复杂的肝段切除。目前尚缺乏有关机器人切除肝癌后的临床预后数据,因此需要更多的临床试验来验证并评估机器人肝切除术的优势,制定机器人肝切除术的标准以及为患者和研究机构提供机器人手术的成本效益分析。机

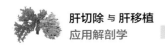
器人外科手术的未来的发展有赖于明确地找出机器人手术相对于传统腹腔镜或者开放式手术的优势。

18.6 延伸阅读

1. Lai EC, Tang CN, Yang GP, Li MK. Multimodality laparoscopic liver resection for hepatic malignancy—from conventional total laparoscopic approach to robot-assisted laparoscopic approach. Int J Surg. 2011;9:324-328.

2. Ji WB, Wang HG, Zhao ZM, Duan WD, Lu F, Dong JH. Robotic-assisted laparoscopic anatomic hepatectomy in China: initial experience. Ann Surg. 2011;253:342-348.

3. Giulianotti PC, Coratti A, Sbrana F, et al. Robotic liver surgery: results for 70 resections. Surgery. 2011;149:29-39.

4. Berber E, Akyildiz HY, Aucejo F, et al. Robotic versus laparoscopic resection of liver tumours. HPB (Oxford). 2010;12:583-586.

5. Packiam V, Bartlett DL, Tohme S, et al. Minimally invasive partial hepatectomy: robotic versus laparoscopic left lateral sectionectomy. J Gastrointest Surg. 2012;16:2233-2238.

6. Tsung A, Geller DA, Sukato DC, et al. Robotic versus laparoscopic hepatectomy: a matched comparison. Ann Surg. 2014;259:549-555.

7. Spampinato MG, Coratti A, Bianco L, et al. Perioperative outcomes of laparoscopic and robot-assisted major hepatectomies: an Italian multi-institutional comparative study. Surg Endosc. 2014;28:2973-2979.

8. Tranchart H, Ceribelli C, Ferretti S, et al. Traditional versus robot-assisted full laparoscopic partial hepatectomy: a matched-pair comparative study. World J Surg. 2014;38:2904-2909.

9. Wu YM, Hu RH, Lai HS, Lee PH. Robotic-assisted minimally invasive partial hepatectomy. Asian J Surg. 2014;37:53-57.

10. Lai EC, Yang GP, Tang CN. Robot-assisted laparoscopic partial hepatectomy for hepatocellular carcinoma: short-term outcome. Am J Surg. 2013;205:697-702.

11. Ho CM, Wakabayashi G, Nitta H, et al. Systematic review of robotic liver resection. Surg Endosc. 2013;27:732-739.

12. Lai EC, Tang CN. Robot-assisted laparoscopic partial caudate lobe resection for hepatocellular carcinoma in cirrhotic liver. Surg Laparosc Endosc Percutan Tech. 2014;24:e88-91.

13. Casciola L, Patriti A, Ceccarelli G, Bartoli A, Ceribelli C, Spaziani A. Robot-assisted parenchymal-sparing liver surgery including lesions located in the posterosuperior segments. Surg Endosc. 2011;25:3815-3824

14. Giulianotti PC, Sbrana F, Coratti A, et al. Totally robotic right hepatectomy: surgical technique and outcomes. Arch Surg. 2011;146:844-850.

15. Lai EC, Tang CN, Li MK. Robot-assisted laparoscopic hemi-hepatectomy: technique and surgical outcomes. Int J Surg. 2012;10:11-15.

16. Choi GH, Choi SH, Kim SH, Hwang HK, Kang CM, Choi JS, Lee WJ. Robotic liver resection: technique and results of 30 consecutive procedures. Surg Endosc. 2012;26:2247-2258.

第十九章
肝 移 植

19.1 尸体肝移植

19.1.1 供肝的切取

此手术通常和其他移植器官的切取同时进行，与心脏和肾脏同时切取比较常见，有时也同时切取肺脏和胰腺，偶然也同时切除小肠。术前，各器官切取小组应制定相应的手术计划以保证让不同器官切取得以顺利进行。

19.1.2 血流动力学稳定患者的肝脏切取技术

切口从正中胸骨劈开加腹部正中切口至耻骨联合，切断肝圆韧带、镰状韧带和左三角韧带，分离肝胃韧带、肝门和小网膜腔，解剖肝动脉以及辨认变异的动脉。游离右半结肠和小肠系膜并翻向腹腔的左上方。游离出肠系膜下静脉悬吊并结扎远端。在肾动脉下方、髂总动脉分叉上方分离出腹主动脉，结扎远心端。将小肠放回至左下腹，分离出胆总管结扎并切断远肝端。切开胆囊，经胆总管插管冲洗胆囊（图 19.1）。将肝左叶翻向右上方，游离膈肌三角，在腹腔干上方分离出腹主动脉。此时供体给予 300IU/kg 肝素，准备肝素化及血管插管灌注。

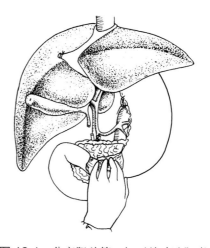

图 19.1　分离胆总管。切开并冲洗胆囊

在髂总动脉分叉上方切开腹主动脉，插管并固定。切开肠系膜下静脉并插管固定，切开右侧膈肌，于膈上切开下腔静脉或在肾静脉以下切开下腔静脉放血，于膈下夹闭腹主动脉。分别经腹主动脉和肠系膜下静脉灌注 4℃ UW 液经肝动脉和门静脉冲洗肝内血液，并经肝静脉流出。肝脏周围置碎冰屑用以局部降温（图 19.2A，19.2B）。

降温满意后，在肝上下腔静脉周围解剖膈肌。解剖肝门辨认出肝动脉的走行，并一直追踪到主动脉的起始部。向下解剖肝总动脉至腹腔干的同时解剖胃十二指肠动脉。分离出胃左动脉和脾动脉。在胰腺附近解剖分离出门静脉。如果同时切取胰腺，则手

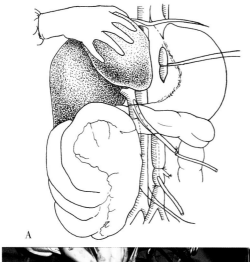

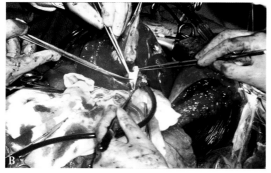

图 19.2　A.灌注前对主动脉和肠系膜下静脉进行插管;B.手术照片显示了肠系膜下静脉的插管,正在分离胆总管

上方主动脉,不需要进一步解剖肝蒂。内脏器官灌注满意后,切取步骤与传统技术相似。快速切取技术已经有了若干改进。特别是通过主动脉灌注而进行的多供体器官切取的技术,简便而有效,采用这一技术,不需要对门静脉进行阻断和插管。通过主动脉和肝动脉进行的肝脏灌注是有效的,而当灌注液通过小肠血液循环床进入门静脉后,也同样能达到对门静脉系统灌注的效果(图 19.3)。

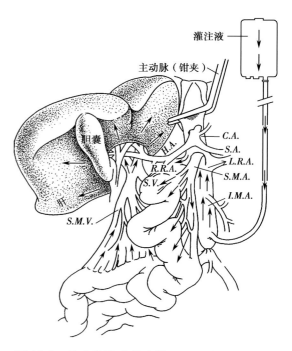

图 19.3　将冷灌注液快速输入主动脉,通过肝动脉可使肝脏降温,而灌注液也可通过小肠循环流入门静脉进行降温。C.A.,腹腔动脉;S.A.,脾动脉;H.A.,肝总动脉;S.M.A.,肠系膜上动脉;S.M.V.,肠系膜上静脉;I.M.A.,肠系膜下动脉;L.R.A.,左肾动脉;R.R.A.,右肾动脉;S.V.,脾静脉

术步骤需要进行修正。鉴别肠系膜上动脉及其近端的分支来寻找替代肝右动脉或副肝右动脉。如果此动脉存在的话,一定要保留。采用主动脉 Carrel 补片法进行腹腔干切除。在肾静脉上方离断下腔静脉。分离右肾和肝脏之间的所有组织和膈肌,将肝脏从供体取出并以冰屑包裹。

19.1.3　快速切取技术

　　在心脏停跳的供体或在切取过程中供体的血流动力学急剧下降,需要采用快速切取技术。手术从对远端腹主动脉和肠系膜下静脉进行插管开始,还要分离出一段腹腔干

19.1.4　离体肝脏修整手术

　　供肝的最后准备是在含有冰的冷保存液中进行的,主要包括切除膈肌,并对肝上下腔静脉进行修整。切除肾上腺,结扎肾上腺静脉并修整肝下下腔静脉。向上解剖门

静脉至分叉上方并进行插管。解剖腹腔干至胃十二指肠动脉,结扎切断所有不需要的分支。在此期间,进行所有动脉和管道的修整和重建。制备所有用于吻合的血管鞘(图 19.4)。

肝动脉有很多变异(图 19.5)。

而大多数肝动脉的变异均可以通过结扎不需要的分支,然后使用主动脉 Carrel 补

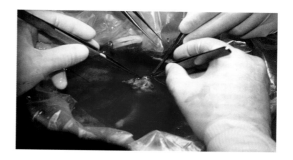

图 19.4　离体肝脏修整手术

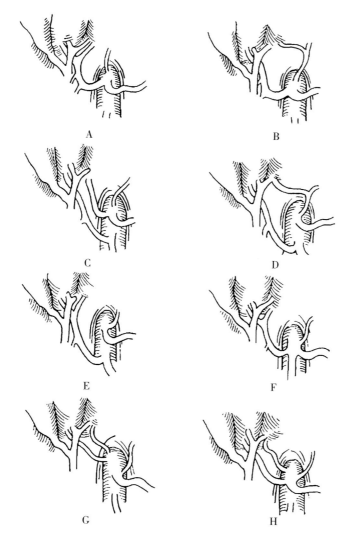

图 19.5　肝动脉的变异。A. 常见类型:发自腹腔干的肝总动脉;B. 发自胃左动脉的肝左动脉;C. 发自肠系膜上动脉的肝右动脉;D. 发自胃左动脉的肝左动脉,发自肠系膜上动脉的肝右动脉;E. 发自肠系膜上动脉的肝总动脉;F. 腹腔干和肠系膜上动脉的共同起源;G. 发自主动脉的肝右和肝左动脉;H. 肝左动脉发自主动脉,肝右动脉发自腹腔动脉干

片。而解决在离体手术时需要特殊处理的变异是如图 19.5 所示的变异 D,肝左动脉从胃左动脉分出;变异 C,肝右动脉从肠系膜上动脉分出。

有两种方法可以解决这个问题。最常用的选择是如图 19.6(A)中所示的方法将主动脉 Carrel 补片修剪成两个补片。如图 19.6(B)所示,用 5-0prolene 线间断缝合法,将两个 Carrel 补片缝合在一起。肠系膜上动脉远侧的残端与受者动脉进行吻合。

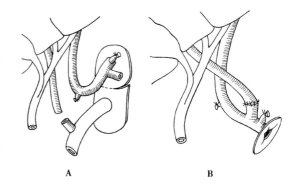

图 19.7 解决图 19.5 中所示的变异(C)和变异(D)问题可选择的方法

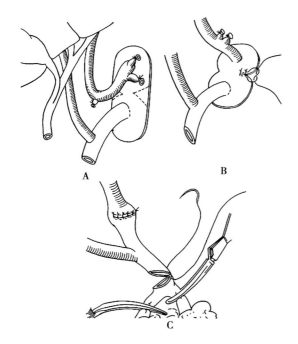

图 19.6 解决图 19.5 中所示的变异(C)和变异(D)问题的方法

图 19.7(A)和(B)显示了可选择的技术。用主动脉 Carrel 补片将肝右动脉与肠系膜上动脉分离。再将肝右动脉与脾动脉的残端吻合,或与胃十二指肠动脉吻合。血管大小的差异决定了肝右动脉应该与哪个动脉残端吻合。主动脉 Carrel 补片可以与受者动脉进行吻合。

19.1.5 受者肝切除

这是肝移植中最困难的一个环节。既往有手术史,门静脉血栓,凝血功能障碍及门静脉高压等增加了手术的难度。

大多数医生使用双侧肋缘下并向中线上方延伸的切口。切断肝圆韧带,镰状韧带和左三角韧带以达到最大的显露。解剖肝门,分离结扎肝右、中、左动脉。分离胆囊管以便对肝门上方的肝总管进行环形解剖。门静脉分离到脾静脉和肠系膜上静脉汇合处上方被切断。如需使用静脉-静脉旁路,则需对门静脉进行插管建立旁路通道(图 19.8)。

不使用静脉-静脉旁路的患者,门静脉可以在近端进行简单钳夹,在肝门部对其进行分离结扎。

对门静脉进行插管或钳夹后,肝下腔静脉的分离及绕带很容易实现。在此阶段,从左侧腹膜后间隙游离肝后下腔静脉。切断右三角韧带,再从右侧腹膜后分离下腔静脉。结扎肾上腺静脉。解剖游离肝后腔静脉直至肝静脉上方,以便能用肝下和肝上下腔静脉阻断钳阻断下腔静脉。切除受者的肝脏,注意应留下足够长度的肝上、肝下腔静脉血管鞘。肝脏从受者身上取下(图 19.9)。

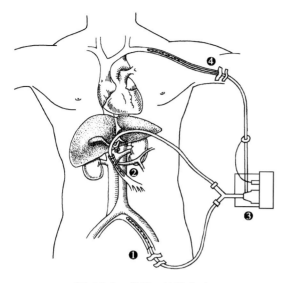

图 19.8 静脉 - 静脉旁路

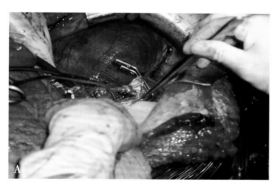

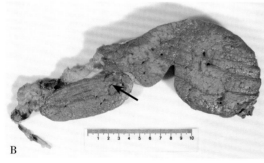

图 19.9 A. 切除受者的肝脏。注意应横向钳夹被分离的下腔静脉以使其获得一个足够大的血管腔隙;B. 肝细胞癌接受肝移植的理想患者。注意萎缩的肝脏和小的肿瘤(箭头)

19.1.6 供肝植入手术

供肝原位移植从吻合肝上下腔静脉和肝下下腔静脉开始,保证足够大的吻合口径对于这些吻合很关键。先用 3-0 单纤维缝线缝合后壁,再用外翻缝合技术缝合前层。在吻合过程中,将 Hartmann 冰冻液注入供肝的门静脉导管和肝动脉中以保持低温并冲出所有的 UW 液。

第二步进行门静脉吻合。如果使用静脉 - 静脉旁路,拔除门静脉插管后对门静脉循环进行阻断。使用 6-0 prolene 线采用外翻袖套技术端 - 端吻合供体和受体的门静脉。为防止门静脉吻合口狭窄,有必要使用生长因子或前壁采用间断缝合。在缝合最后一针之前,通过向门静脉中注入肝素盐水排尽其中的气体,撤除肝下下腔静脉阻断钳、门静脉阻断钳以及肝上下腔静脉阻断钳,恢复体循环和门静脉循环。

第三步用 6-0 prolene 线吻合肝动脉。通常应用分支补片技术使吻合变得容易。

最后通过胆总管端 - 端吻合术或胆总管空肠吻合术进行胆道重建。建立无张力的吻合是最终目的(图 19.10)。

19.1.7 背驮式技术

受者肝脏切除的第一步与传统的肝十二指肠韧带解剖是相同的。将门静脉尽可能向上分离到左右支分叉处,门静脉右支绕带。分离右三角韧带后,分离切断肝腔静脉韧带。将肝脏抬起,以尾至头的方向分离结扎肝短静脉,从肝后下腔静脉的前面游离肝脏远至与肝右静脉连接处。完全游离尾状叶左侧的韧带,分离覆盖尾状叶左侧缘的腹膜,可显露左肝。分离结扎从此侧肝脏注入下腔静脉的肝短静脉。

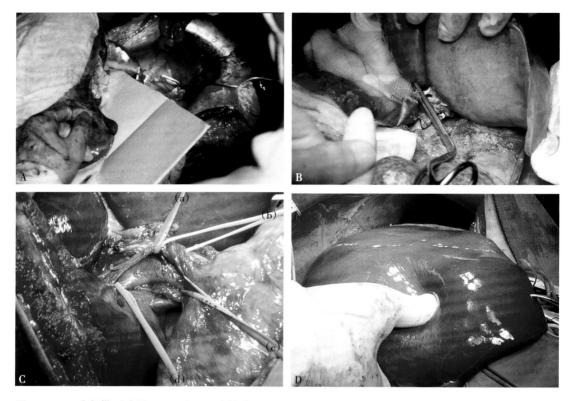

图 19.10　受者供肝移植。A. 肝上下腔静脉的吻合；B. 门静脉吻合。注意供肝还未进行灌注；C. 完成门静脉，肝动脉和胆管的吻合。(a)肝动脉吻合；(b)胆管吻合；(c) 和 (d)门静脉吻合；D. 供肝再灌注

肝脏仅与三根肝静脉的主干相连。用直角钳钳夹右肝静脉，同时结扎右门静脉属支，以避免右肝淤血。离断肝右静脉，并用 4-0 prolene 线缝合。钳夹并切断肝中和肝左静脉共干，离断门静脉主干。切除肝脏。将共干后壁纵行切开并延伸至下腔静脉前壁 1cm 处，对肝中静脉和肝左静脉的开口进行成形，从而形成了三角形的开口。如传统肝移植方法所述，用 3-0 prolene 线进行腔静脉吻合。通过门静脉用冷 Hartmann 液对肝脏进行灌注。用血管吻合器闭合肝后腔静脉的肝下残端。

剩下的步骤严格按照传统移植技术进行，门静脉重建后恢复循环血流，再进行动脉和胆管的吻合。

19.2　减体积肝移植

当一个患者可以从全肝移植中获益时，通常首选这种手术，但对一个个子矮小的成人或一个儿童，获得与之相匹配的供肝是十分困难的。减体积肝移植的应用解决了这一问题。

1984 年，法国的 Bismuth 教授和德国的 Broelsch 教授几乎同时进行了首例减体积肝移植。

减体积技术是根据肝脏的 Couinaud 肝段解剖得出的。原则是在保留所有肝门部的重要结构以及在移植时需要再吻合的腔静脉的前提下减小同种移植物的体积。左外侧区（2 段和 3 段）是最常用于对小儿患

者进行背驮技术减体积肝移植的肝脏移植物（图 19.11）。左半肝（图 19.12）或右半肝（图 19.13）均可以用于较大的儿童或成人受者。如果肉眼观肝脏的大小不匹配，可以使用单一的肝段进行移植。在'离体肝脏修整'准备过程中进行减体积，最好在受者手术间的隔壁进行，以便通过观察比较供体和受体肝脏腔隙的大小，来准确评估恰当的减肝体积。对于应用左外叶者，肝右动脉，门静脉右

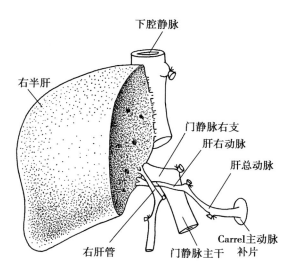

图 19.13 使用右半肝进行减体积肝移植

支以及右肝管在靠近分叉处进行结扎离断。在镰状韧带右侧，按照常用的肝切除方法切除肝实质。肝右静脉和肝中静脉在靠近下腔静脉的汇合处进行分离，并用血管缝线进行缝合。肝脏的粗糙面喷洒纤维蛋白胶。同样，也可以使用左半肝（2,3,4 段）或右半肝（5,6,7,8 段）。移植手术在其他方面与全体积移植时是相似的。不过，减体积肝移植是将成人的肝脏分割成小的部分。并去除剩余的肝脏。目前供肝的短缺促进了劈离式肝移植的发展，即一个供肝劈裂成两个移植物，从而增加了移植物的数量，可以提供给两个受者。

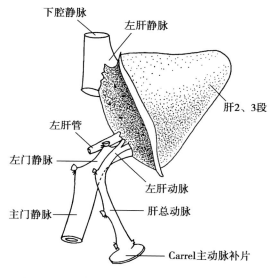

图 19.11 使用左外侧区进行减体积肝移植

19.3 劈离式肝移植

1988 年，Pichlmayr 教授成功的将成人肝脏劈裂成两部分并将其移植给了两位患者（图 19.14）。

最初的结果显示生存率很低，并且并发症发生率较高。无疑这是一项高难度的手术，而且条件较差风险较高的受者可以部分解释结果较差的原因。最近，已有较好的结果的报道。

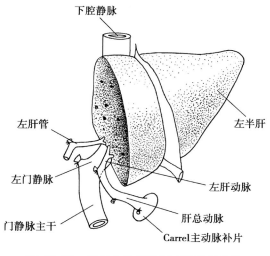

图 19.12 使用左半肝进行减体积肝移植

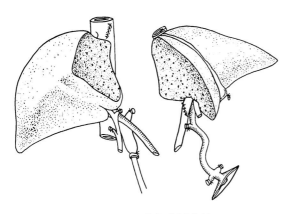

图 19.14　劈离式肝移植

在供体肝脏作为劈离式供肝移植前,需要满足一些要求。供体的血流动力学必须稳定。一般而言,肝脏外科医生喜欢体重大于 60kg 年龄小于 50 岁的供者。供肝必须大小合适,而且肝脏在大体上是正常的。两位受者在体型以及体重等方面必须与各自的供肝匹配。医院必须有组织地安排合适的地点使两例肝移植在合理的冷缺血时间内进行。通常会选择供者当地或者邻近的医院实施手术。通常在劈离式肝移植方案中,会选择第二家医院为儿童进行肝移植手术。最后,供肝的血管和胆管解剖必须使得劈肝是安全的。

右半肝经常会保留腔静脉,胆总管和门静脉主干。肝动脉的右支通常用 7-0 prolene 线与供者的髂动脉进行吻合使移植变得更容易。左半肝通常保留肝总动脉和腹腔干以及 Carrel 主动脉补片。门静脉左支通常与供者的一段髂静脉吻合。通常将肝中静脉和肝左静脉进行连接,成为一个宽的共干。较短的左肝管可与空肠肠袢进行吻合。

肝脏的实际劈裂手术可以在有心跳的供体内进行。另外可选择的方法是在切取全肝并降温后在实验台上进行。

劈离式肝移植的绝对禁忌证是门静脉分叉缺如以及左半肝萎缩。当肝左动脉起源于胃左动脉或肝右动脉起源于肠系膜上动脉时,特别建议再次造影以鉴别肝动脉的变异。进行劈肝的理想肝动脉解剖是只需简单分离肝总动脉而不存在其他变异,建议进行胆道造影以检查有无变异的胆管。

19.4　活体肝移植(LDLT)

减体积肝移植的成功为使用部分活体肝脏(活体肝移植,LDLT)进行肝移植奠定了手术基础。最先成功实施的是左外侧区作为供肝的活体肝移植(图 19.15),随后是左半肝,最后是右半肝(图 19.16)。Raia 等人于 1989 年首次报道了为两位患者进行的 LDLT。两位受者均于术后不久死于并发症。第一例成功的 LDLT 是母亲的左肝移植给其孩子,由澳大利亚的 Strong 于 1989 年报道。自此 LDLT 手术逐渐增加,特别在那些法律禁止从脑死亡的患者切取肝脏的国家,以及那些尸体肝脏捐献率低的国家,LDLT 应用日益广泛。

19.4.1　LDLT 供者的选择

合格的供者通常年龄在 18 到 55 岁之间。通过详细的病史询问和体格检查以排除急慢性疾病尤其是肝脏疾病。ABO 血型匹配,肝功能正常,病毒血清学结果阴性。

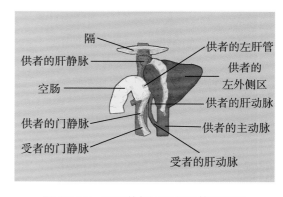

图 19.15　用左外侧区进行活体肝移植

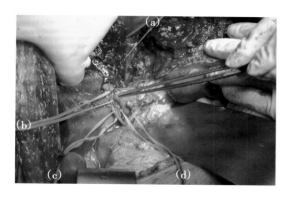

图 19.16 活体肝移植。切取右半肝作为供体。注意肝脏已经沿肝中界面被劈开了。门静脉右支，右肝动脉和右肝静脉均已绕套阻断带，并准备离断（引流右半肝的所有肝短静脉均已被分离，使右半肝游离）。悬吊(a)肝右静脉；悬吊(b)门静脉右支；悬吊(c)肝右动脉；悬吊(d)门静脉主干

供者必须在心理评价方面有满意的结果。所有候选的供者均应进行容积计算机断层扫描筛检，来评价肝脏的体积，并排除未知的腹腔内的病理情况。通过肝动脉造影排除异常的与供体血管不相容的情况。经内镜逆行胰胆管造影（ERCP）仅在怀疑胆道系统有解剖变异时进行。对于因患有 Alagille 综合征而需肝移植的患儿的父母就是一个较好的例子。如果怀疑肝脏脂肪浸润，可能需要进行肝脏活检来确定供肝的质量。很显然，上述任何一种检查尤其是有创检查，都会对供者带来一定风险。MRI 在血管造影和胆道造影中更常用，以替代有创的检查。

19.4.2 LDLT 的潜在优势

LDLT 的优势主要有：

（1）理想的肝脏移植物，因为选择了良好的供体，肝脏可以迅速发挥功能。

（2）可以安排择期手术，可以对受者进行充分的术前准备。

（3）受者不需列入肝移植等待名单而等待尸体移植物。这对于患肝细胞癌的受者来说是很重要的，因为即使使用了抗肿瘤治疗，肿瘤也会在等待期间生长。

（4）受者可以进行被指定接受他／她的近亲的移植物，因而患肝细胞癌的患者虽不符合米兰标准，仍然可以进行移植。

（5）接受活体器官，从理论上讲，有免疫学的优势，激素抵抗的排斥反应的发生率较尸体肝移植要低。

19.4.3 LDLT 的不足

尽管 LDLT 有令人印象深刻的结果，但仍然有大量关于供体安全性的讨论。关于围术期并发症和活体肝移植供者远期随访的数据较少。可是，从关于良性和恶性疾病行肝切除的数据可以推算在非肝硬化肝切除者经有经验的医生手术后，死亡率应该在 0% 到 0.5% 之间。所有形式的 LDLT 均会产生不同程度的并发症。尽管有良好的意愿，而且经有经验的医生手术，但是有报道称，仍不能排除供体存在死亡的风险。活体肝移植供者的死亡和较严重并发症的发生是很严重的事件，因为没有必要对一个正常个体进行手术。

19.4.4 肝移植物的大小

虽然活体左外侧区(2,3段)和左半肝(2,3,4段)对于儿童能够维持很好的功能，左侧移植物的体积对成人受者来说通常不够。实际上，低于受者体重 0.8% 的肝脏移植物发生术后早期移植物功能不全的风险较高。因此，成人 - 成人肝移植经常使用的是右半肝。试图通过选择体型较大的供者和体型较小的受者是不能解决为受者提供较大移植物的问题的，因为很少能获得这种供者和受者结合的机会。韩国的 S.G. Lee 试图通过应用取自两个供者的双移植物来解决这一问题(图 19.17)。

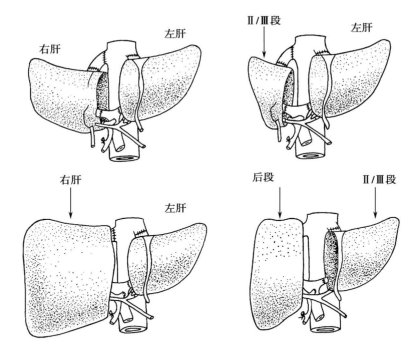

图 19.17　双移植物的类型

19.4.5　应用右半肝进行 LDLT 的争论

使用右半肝进行 LDLT 主要存在两方面的争论:

(1) 肝中静脉是否应该包含在移植物中(图 19.18)。如果肝中静脉包含在移植物中,应小心保护肝 4 段静脉,否则手术后残存在供者体内的肝 4 段由于静脉淤血颜色会变

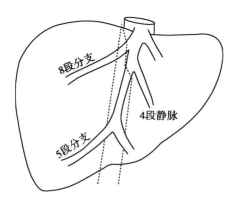

图 19.18　使用右半肝进行 LDLT 的争论

暗。保留移植物的中肝静脉的优势是移植物的体积较大,5 段和 8 段在移植后有更好的静脉引流。但这在供者身上承受的风险是很高的。

(2) 如果肝中静脉不包含在移植物中,另一个争论是 5 段和 8 段的属支应否要通过静脉移植物与受者的下腔静脉重新连接,以便为供者的 5 段和 8 段提供更好的静脉引流。使用静脉移植物的不足之处在于技术上有难度,而且增加了手术的复杂性。

19.5　辅助性肝移植

早期对于将肝脏移植物植入腹腔而保留受者的全部肝脏的尝试由于效果较差,此手术已经被放弃了。

最近,出于以下几种原因,对暴发性或次急性重症肝炎的患者应用辅助性肝移植(ALT)又产生了兴趣:

（1）由于免疫抑制剂可以有效的防止排斥反应,而移植后最常见的死亡原因是免疫抑制后发生的败血症。通过使用一种最终可以停用免疫抑制剂的替代治疗有较好的效果。

（2）对于急性肝功能衰竭的患者应用辅助性肝移植,使病肝有可能完全再生。

（3）对于发生急性肝功能衰竭的 HBV 感染患者,通常病毒感染会转阴。

（4）技术上的改进使辅助性肝移植变得更安全。

19.5.1　辅助性肝移植的技术

此处不作详细讨论。

使用右侧移植物,受者行右半肝切除,将右侧移植物放入原位(图 19.19)。

对于使用左侧移植物也是相似的,受

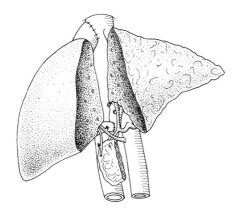

图 19.19　受者行右半肝切除后,用右侧移植物进行辅助性肝移植

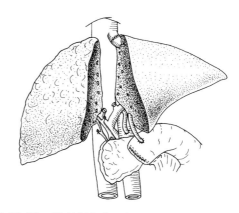

图 19.20　受者行左半肝切除后,用左侧移植物进行辅助性肝移植

者进行左半肝切除,将左侧移植物放入原位(图 19.20)。

关于此手术的初步数据表明,有 68% 的患者自体肝完全再生,而分别有 14% 和 18% 的患者发生了明显或广泛肝纤维化的不完全再生。19 位生存者中有 13 位完全停用了免疫抑制剂。

19.6　延伸阅读

1. Mazziotti A , Cavallari A. Techniques in Liver Surgery. Greenwich Medical Media , London 1997.

2. Fan ST. Living Donor Living Transplantation. Takungpao Publishing Co. Ltd. , Hong Kong , China 2007.

3. Köckerling F , Schwartz. Liver Surgery. Operative Techniques and Avoidance of Complications. J.A. Barth , Heidelberg 2001.

第二十章
联合肝脏分隔和门静脉结扎的二步肝切除术（ALPPS）

Associating Liver Partition and Portal Vein Ligation for Staged Hepatectomy（ALPPS）的中文译名为「联合肝脏离断和门静脉结扎的二步肝切除术」是一个错的翻译。正确的翻译应为「联合肝脏分隔和门静脉结扎的二步肝切除术」。

在英文中 Partition= 分隔，这包括了离断和 ALPPS 手术再发展使用肝脏索带分隔的手术。而离断一词，只等同英文的 transection，只有切断各分离的意义，而不能包括肝索带等手术。

20.1 ALPPS 的建立

ALPPS 手术的建立是在一个偶然的情况下发生，但它却是建基于不同年代不同外科医师建立起来的外科观念。在 1980 年日本 Makuuchi 教授使用门静脉分支栓塞导致对肝增生后进行半肝切除手术。2000 年法国 Adam 教授使用二步肝切除治疗多发性肝肿瘤。2004 年法国 Jaeck 教授使用左半肝楔形切除，右门静脉栓塞，待左半肝增生后进行扩大右半肝切除。2007 年瑞士 Clavien 教授在第一步进行楔形切除所有左半肝的肿瘤后，结扎门静脉右支，待左半肝增生后进行三次扩大右半肝切除。同期法国 Kiammanesh 教授也是用门静脉右支结扎和二步手术处理多发肝肿瘤。

这种不同手术在等待残肝增生的时间长，通常要二至三个月残肝才增生足够体积进行第二步切除手术。在等待期间，肿瘤生长或转移可导致肿瘤发展到不可切除阶段。外科舞台正期待着一个新的手术的出现来解决这长等待期的问题。

在 2007 年德国 Hans Schlitt 教授（图 20.1）采用手术治疗一例高位胆管癌的患者时，发现左半肝剩余体积太小，决定只行左肝管空肠吻合。因技术原因，他沿镰状韧带右沿断肝脏来显示左肝管，手术中加上结扎右门静脉，目的希望肝 2,3 段增生。术后

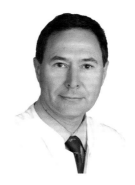

图 20.1　Hans Schlitt 教授

等 8 天，在好奇心驱使下进行 CT，发现左外区巨大增生，他因此决定第二步扩大右半肝切除。在这偶然的情况下，开始第一例 ALPPS。

20.2 ALPPS 在国际外科界的认同

这手术首先在 2011 年的欧非肝胆胰协会会议中被一组德国美茵茨医师用海报形式报道三个病例接纳并施行于三个被传统观念认为因未来残肝不足而不能接受手术的肝癌患者身上。在 2012 年 Schnitzbauer 等在 Annals of Surgery 发表一篇有关 ALPPS 手术应用于 25 个患者的文章。随后在一篇编辑评论中 de Santibanes 和 Clavien 提出这手术的一个新命名——Associating Liver Partition and Portal Vein Ligation for Staged Hepatectomy（ALPPS）。这手术的出现，带来世界上不同外科界的争议和讨论。

在 2012 年一个国际 ALPPS 登记正式成立。在 2014 年年底，已登记 75 个不同国家进行了超过 430 ALPPS 手术。这国际 ALPPS 登记网站地址为：http://www.alpps.net/？q=registry

20.3 传统 ALPPS 手术（图 20.2）

第一次手术进行切除肝外区（2，3 肝段）所有肿瘤，结扎右门静脉，离断肝脏镰状韧带右沿，游离右肝和胆囊切除。由于术后胆汁漏普遍，很多医师都进行术中胆管造影和注射染色剂，找出肝断面胆漏缝扎。手术关腹前放入两条引流管到体外。（图 20.3a，20.3b）

在第一次手术后 6 天或 7 天进行 CT（图 20.4）

第二次手术通常在第一次手术后 7 至 14 天进行，主要是要等待肝 2，3 段体积增生足够。手术为扩大右半肝切除。（图 20.5a，20.5b）

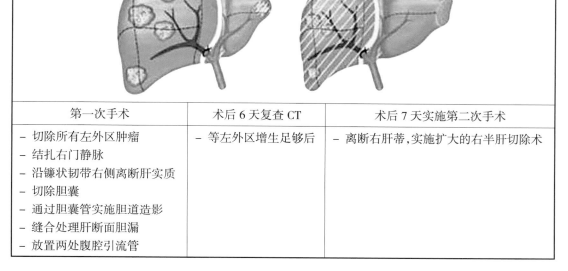

第一次手术	术后 6 天复查 CT	术后 7 天实施第二次手术
- 切除所有左外区肿瘤 - 结扎右门静脉 - 沿镰状韧带右侧离断肝实质 - 切除胆囊 - 通过胆囊管实施胆道造影 - 缝合处理肝断面胆漏 - 放置两处腹腔引流管	- 等左外区增生足够后	- 离断右肝蒂，实施扩大的右半肝切除术

图 20.2　传统 ALPPS 手术

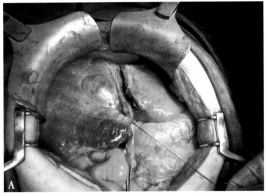

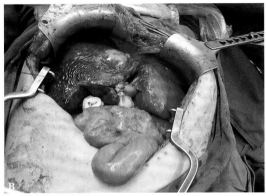

图 20.3 A.离断肝脏沿镰状韧带右沿；B.注意肝脏 4 段缺血

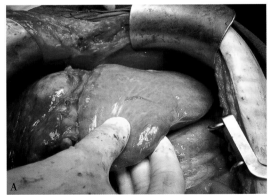

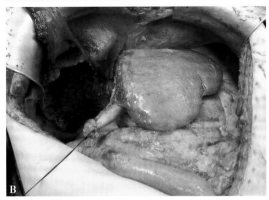

图 20.5 A.第二次手术前,肝外区已增生足够支持患者的再手术；B.扩大的右半肝切除

20.4 传统 ALPPS 手术的不同偏离

偏离在这里解作 ALPPS 部分手术的改变。

偏离(1)

传统第一次和第二次手术通常相距的时间为 7~14 天。这相距时间的定立为 7~14 天的主要原因为:

(1)肝断面胆汁漏普遍,如手术延迟可导致感染而死亡。

(2)肝 4 段缺乏入血供应,延迟手术导致坏死和肝脓肿等并发症。

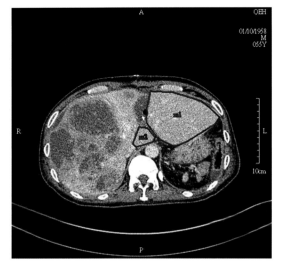

图 20.4 肝外区在 ALPPS 一期手术后增生

（3）早期产生的粘连较容易分离。如粘连中的血管增生后，分离可导致出血。

（4）需要 1 至 2 星期时间等待残肝增生足够。

偶然，因要等待残肝增生足够，第二次手术要延迟进行。

偏离（2）

由于胆汁漏在肝断面普遍，有医师使用胶囊包裹右肝，并在胶囊中放引流把积液引至体外。

好处：

（1）减低积液带来感染等并发症。

（2）降低第二次手术粘连。

坏处：

（1）胶囊是外来物，可增加感染机会。

（2）如因残肝增生不足而不能进行第二次切除手术，也要进行手术把胶囊取出。

因此 Machado 主张用生物胶水代替胶囊。

偏离（3）

部分医师因肝 4 段缺血而主张在第一次手术时进行肝 4 段切除，目的是降低肝部分坏死导致感染的发生率。

但大部分医师觉得肝 4 段切除没有必要。

偏离（4）

Dokmak 和 Belghiti 主张第一次手术中除了结扎右门静脉外，同时结扎右肝管，以便剩余肝增生较大。但结扎右肝管后胆汁漏发生率高达 87.5%，因此这手术不应进行。

偏离（5）

使用"无触摸技术（no touch technique）"。这手术由一组德国汉堡医师提倡，并把手术命名为混合 ALPPS（hybrid ALPPS）。这手术

使用前入路离断肝脏，但不游离第一肝门和右肝。第一次手术后使用介入进行右门静脉栓塞。

好处：

（1）减低第二次手术粘连。

（2）减低癌细胞在第一次手术转移机会。

坏处：

第一次手术时技术较困难。

偏离（6）

保留肝中静脉。

传统 ALPPS 在第一期手术中离断肝中静脉。

Hernandez-Alejandro 等人提倡常规保留肝中静脉避免肝 4 段缺血和 5、8 段充血，减低肝缺血、坏死和胆汁漏等并发症。

偏离（7）

使用肝脏索带（liver tourniquet）。

Robles Campos 等使用开腹手术把 Vicryl 线作为索带围绕肝脏一周，然后索紧。在术中超声确定右肝血流停止后才关腹。第一次手术后待残肝增生 150% 才进行第二次切除手术。

好处：

第一次手术减低技术困难程度。

偏离（8）

Gall 等人使用射频消融断肝平面后才离断肝脏。方法为结扎右门静脉，射频消融来帮助断肝。在 21.8 天内残肝平均增长 62.3%。

偏离（9）

Shindoh 等使用腹腔镜下进行 ALPPS。他们使用手助或全腹腔镜方法，在第一

次手术,或第一次和第二次手术中进行
ALPPS。

蔡秀军教授等人在腹腔镜下使用索带
进行 ALPPS 的第一次分隔手术。

20.5 ALPPS 手术的变异

变异在这里解作整个手术规划的改变。

变异(1)左 ALPPS(保留右半肝)

第一次手术进行左门静脉结扎把右半
肝进行多次楔形肿瘤切除。然后把左 / 右
半肝从肝中界面离断,待右半肝增生足够
后,进行第二次左半肝切除。(图 20.6)

变异(2)右 ALPPS(保留肝中 4,5,8 段)

第一次手术结扎右门静脉右区分支,行
左外区切除,行多次楔形切除右肝前区和 4
段肿瘤,然后离断肝右前区 / 右后区界面。
待肝中段增生足够后,行肝右后区切除。(图
20.7)

变异(3)保留左半肝(2,3,4 段)

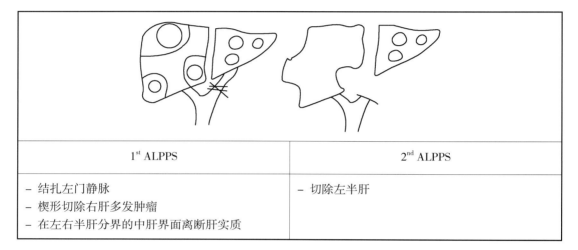

1st ALPPS	2nd ALPPS
– 结扎左门静脉 – 楔形切除右肝多发肿瘤 – 在左右半肝分界的中肝界面离断肝实质	– 切除左半肝

图 20.6 保留中央肝段的 ALPPS 手术

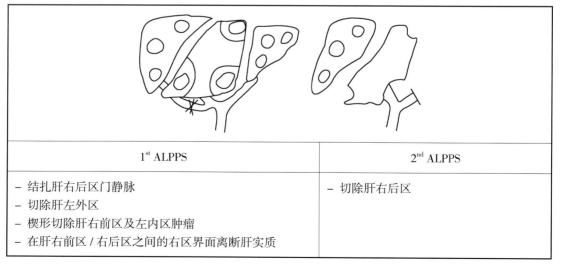

1st ALPPS	2nd ALPPS
– 结扎肝右后区门静脉 – 切除肝左外区 – 楔形切除肝右前区及左内区肿瘤 – 在肝右前区 / 右后区之间的右区界面离断肝实质	– 切除肝右后区

图 20.7 保留肝右前区的 ALPPS 手术

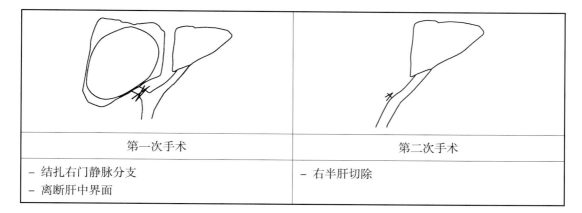

第一次手术	第二次手术
− 结扎右门静脉分支 − 离断肝中界面	− 右半肝切除

图 20.8　保留左半肝的 ALPPS 手术

变异（4）拯救式 ALPPS

在半肝门静脉栓塞后剩余肝增生不理想时,可使用手术离断左/右半肝的界中界面。待半肝增生理想后才进行第二次半肝切除手术。

20.6 ALPPS 的适应证

余肝正常肝脏如体积 <30%,底异常肝脏（如梗阻性黄疸、重症脂肪肝、肝硬化或化疗导致肝脏病理变化）<40%

通常使用的适应证为:

（1）结直肠转移。

（2）原发性肝细胞癌。

（3）肝内胆管细胞癌。

（4）神经外分泌胰腺或小肠肿瘤伴肝脏侵犯或转移。

ALPPS 也曾经成功施行于肝纤维合并门静脉癌栓的多发肝肿瘤患者（Cavaness KM,et al 2013）和乙型肝炎导致纤维化肝癌患者（Chia NH,et al,2014）。

20.7 ALPPS 的禁忌证

（1）剩余肝有不可切除的肿瘤。

（2）不可切除的原发性癌症。

（3）肝外转移。

（4）重度门静脉高压症。

（5）不能达到 R0 切除。

（6）因其他疾病导致手术不能进行的病者。

（7）全身麻醉高风险患者。

20.8 ALPPS 的好处

好处如下:

（1）剩余肝脏急速增生

ALPPS 术后剩余肝脏在 7 天增生 74%~87%。剩余肝脏急速增生的原因为:

a）血流增流到剩余肝脏

结扎右门静脉分支后,门静脉血流只可流入左肝。此外,肝脏离断防止肝内侧支循环的产生。

b）增生因素

结扎右门静脉分支后,刺激肝脏增生因素,而这因素又只可流入剩余肝脏。好处是导致正常肝细胞增多增大,坏处是可导致肿瘤生长较快。

c）创伤

肝脏离断引起局部创伤,成为肝脏再生刺激因素。

Schadde 等在一篇回顾性文章计算出

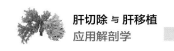

ALPPS 手术后剩余肝增生比门静脉栓塞或结扎后近 11 倍；即每天 34.8ml 而比每天 3ml。

（2）ALPPS 手术后可使患者更能耐受并发症，主要原因为：

a）门静脉血流因分支阻断和肝脏离断后大量增加流入剩余肝脏。

b）将会被切除的带癌部分肝脏尚有肝动脉供应。

这双重血流入肝脏可使带癌肝脏成为一个临时辅助性肝脏，帮助增生中的剩余肝脏进行新陈代谢等工作。

（3）因为第二次 ALPPS 的切除手术在一周左右进行，因此：

a）粘连不会太难处理。

b）第二次手术不会因肿瘤发展或转移而不能进行。

c）患者可于第二次手术后较短时间内开始或重新化疗。

（4）ALPPS 可容许在第一次手术中同期切除其他原发器官肿瘤，和在剩余肝脏中行楔形切除清除剩余肝脏所有肿瘤。

（5）在高位胆管癌，门静脉栓塞要求在术前决定切除右或左半肝。但 ALPPS 手术容许在手术中才决定切除那一半肝。

20.9 残肝在 ALPPS 第一期手术后增生不理想原因

主要原因如下：

（1）肝脏有肝硬化、纤维化、黄疸等影响。

（2）类似肝移植后的"小尺寸"综合征。

（3）化疗放疗导致。

20.10 ALPPS 通常被批评的缺点

主要缺点为：

（1）手术死亡率高，和并发症率高。

（2）没有长远治疗肿瘤结果。

（3）违背 no touch 技术的原则，甚至有学者称它为 "all touch technique"。理论中术中癌细胞扩散风险很高。

（4）在肝硬化患者资料十分缺乏。

20.11 ALPPS 的最新情况

（1）在 2012 年建立一个国际 ALPPS 网站 http://www.alpps.net/?q=registry，至 2014 年年底一共登记了 75 个国家的 430 个 ALPPS 手术案例。

（2）在 2015 年于 International Journal of Surgery 刊登了一篇 ALPPS 手术的系统性综述。这综述分析 59 篇 ALPPS 文章，其中 3 篇有例数超过 5 例，共 419 例。其余 46 篇文章多为 1~2 个案例，ALPPS 总数为大约 500 例。这综述文章分析结果显示：

－ 患者 50~70 岁，中位年龄 54~67 岁。

－ 大部分手术施行于结肠腔门癌肝转移，其中 79%~100% 曾接受全身化疗。

－ 术前标准未来残肝容积比例（sFLR）为 0.19~0.27。

－ 第一期至第二期手术相距 9~14 天。肝脏增生 61%~93%。

－ 95%~100% 患者可接受第二期手术。

－ R0 切除率 86%~100%。

－ 手术并发率在最大报告中（=202 例患者），Clavien-Dindo 分期超过 III B 期为 28%。

－ 死亡率（90 天）最初报道 12%，有些报告甚至高达 22%~29%，但也有 0% 的报道。

－ 长远结果，中位无瘤存活率（所有肿瘤）180 天为 73%~95%，1 年为 46%~60%。

－ 结肠腔门肝转移无瘤存活 1 年为 59%，2 年为 41%，而总存活率 6 个月为

86%~100%，2 年为 59%。

总的来说，结肠腔门肝转移患者接受 ALPPS 后的结果较好，而高位胆管癌和胆囊癌患者因要进行淋巴清扫导致 ALPPS 手术后并发和死亡率都较高。因此，非结肠腔门转移患者接受 ALPPS 是一个差的手术预后指标。

20.12 ALPPS 和传统二期手术使用门静脉栓塞（PVE）或结扎（PVL）的二期手术比较

比较结果容易见于表 20.1 和表 20.2

表 20.1 传统二期手术使用门静脉栓塞或结扎比较 ALPPS 手术

	PVE/PVL	ALPPS
n	144	25
肝增生	62%	74%
并发症	33%	40%
胆漏	5.8%*	24%*
脓毒症	0.7%*	20%*
再次手术	2.9%*	28%*
肝脏有关死亡率	5.7%	12%
不可进行肝切除手术	27.8%	0%

*= 有意义差别

表 20.2 传统二期手术使用门静脉栓塞或结扎比较 ALPPS 手术

	PVE /PVL	ALPPS
n	83	48
90 天死亡率	6%	15%
肝衰	9%	13%
R0 切除	66%	83%
肿瘤复发(12 个月)	52%	54%

回顾性研究 *Schadde E et al*, 2014

一篇回答读者给编辑来信，Aloia 等指出门静脉栓塞 / 结扎后，肝脏增生 34%，比较 ALPPS 第一期手术后增生 77% 较慢和较少。

20.13 总结

– ALPPS 是一种技术困难的手术。

– 他也是一种新的手术，但他的争议性十分高，短期研究显示 ALPPS 能增加 R0 切除率，但围手术并发和死亡率十分高。

– 中期肿瘤治疗效果开始出现并可以接受，长远治疗效果尚缺乏。

– ALPPS 在肝硬化肝脏切除后增生情况尚未清楚。

20.14 延伸阅读

1. Bertens KA, Hawel J, Lung K, et al. ALPPS Challenging the concept of unresectability-a systematic review. International Journal of Surgery 2015, 12: 280-287.

2. Zhang GQ, Zhang ZW, Lau WY, et al. Associating liver partition and portal vein ligation for staged hepatectomy (ALPPS): a new strategy to increase resectability in liver surgery. International Journal of Surgery 2014; 12: 437-441.

3. Chia NH, Lai ECH, Lau WY. Associating liver partition and portal vein ligation for a patient with hepatocellular carcinoma with a background of hepatitis B related fibrotic liver. International Journal of Surgery Case Reports 2014; 5: 1077-1081.

索　引